星星雨◎编著

孤独症谱系障碍儿童家庭训练100问

清华大学出版社
北京

图书在版编目（CIP）数据

孤独症谱系障碍儿童家庭训练100问 / 星星雨编著. — 北京：清华大学出版社，2020.6（2024.7重印）

ISBN 978-7-302-55414-1

Ⅰ.①孤… Ⅱ.①星… Ⅲ.①小儿疾病－孤独症－康复训练－问题解答 Ⅳ.①R749.940.9-44

中国版本图书馆CIP数据核字（2020）第073328号

责任编辑：胡洪涛　王　华
封面设计：于　芳
责任校对：王淑云
责任印制：杨　艳

出版发行：清华大学出版社
　　　　　网　　　址：https://www.tup.com.cn，https://www.wqxuetang.com
　　　　　地　　　址：北京清华大学学研大厦A座　　邮　　编：100084
　　　　　社 总 机：010-83470000　　　　　　邮　　购：010-62786544
　　　　　投稿与读者服务：010-62776969，c-service@tup.tsinghua.edu.cn
　　　　　质量反馈：010-62772015，zhiliang@tup.tsinghua.edu.cn
印 装 者：大厂回族自治县彩虹印刷有限公司
经　　销：全国新华书店
开　　本：145mm×210mm　　印　　张：4.25　　字　　数：102千字
版　　次：2020年7月第1版　　　　　　印　　次：2024年7月第5次印刷
定　　价：39.00元

产品编号：086513-01

2019 年对星星雨来说非常重要，首先是我们战略转型的一年。在 2019 年我们成立了星星雨教研部。对于教研部的工作我们一直在摸索和探讨，其中很重要的两个内容是整理了所有星星雨过往的专业资料以及建立了一套星星雨自己的课程体系标准。今年的"99 公益日"星星雨开发了自己的公益产品蓝书包，主要针对初诊的家庭提供一个指导，让孤独症孩子的家长在孩子刚刚诊断的时候能够正确认识孤独症，少走一些弯路。我们也提出了"让孤独症家庭重拾希望"这样的项目口号。发展部在筹备蓝书包项目的时候就提出了需要一本专门针对家长的指导用书，这也是此书的缘起。

家长培训是星星雨所有工作当中最重要的工作，也是星星雨最优秀的项目，在过去的 26 年当中我们积累了相当丰富的家长培训经验，在讨论这本书的内容时我们不断整理以往家长培训中一些常见的问题。要特别感谢教学部的冯云红老师、王秀卿老师以及其他所有参与其中的同事，特别要感谢教研部的陈爱春老师，她对整体内容的风格做了很多的修改并完成了最后的校对工作，尤其是在分类上做了很多的调整。本书以认识孤独症谱系障碍作为开篇，然后特别针对训练的意义和方法技巧以及应用方面做了很多描述。如何选择正确及有效的方法，田惠萍老师分享了大量的最近几年在家长培训中的经验与思考，特别值得刚刚确诊的家庭去学习；其中关于问题行为处理方面也是家长们问及最多的，当然针对每个孩子的问题行为有不同的解决方案，这里只是给出针对问题行为如何做功能性分析以及一些常见的问题行为处理方案。还有中国家长最关心的孩子语言发展的问题，训练孤独症孩子开口说话一直是家长最强烈的愿望，但孤独症的核心障碍是社交障碍，语言只是其中的一个表现形式，希望通过此书，能够让家长真正理解到社会交往的重要性，而不只关注孩子的语言沟通。

本书是我们的一个初步尝试，我希望教研部能够把这样的"100问"通过星星雨公众号推广，让更多家庭受益，也希望每年都能更新"家长常见问题100问"，成为孤独症孩子家长们的培训资料。

孙忠凯

2019年10月22日 北京

第四章　问题行为 / 69

第五章　语言与沟通 / 95

第一章

认识孤独症谱系障碍

1 什么是孤独症谱系障碍？

2013 年 5 月，美国精神病学会（American Psychiatric Association）发布了国际权威的精神疾病诊断标准之一的《精神疾病诊断与统计手册》（*The Diagnostic and Statistical Manual of Mental Disorders*，DSM）的最新版本第 5 版（DSM-V）。新版本中，孤独症谱系障碍（autism spectrum disorder，ASD）被列为神经发育障碍（neurodevelopmental disorders）这一大类别中的一种。我们一般简称其为"孤独症"。

2 孤独症的主要症状是什么？

孤独症的主要症状是社会交往本质性障碍，在语言、行动、兴趣等方面有严重的异常表现。具体体现在：

- 不能理解和遵守社会交往规则；
- 不会使用社会交往工具（语言、动作、表情）。

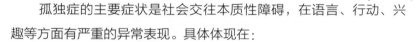 **3** 孤独症的常见诊断量表有哪些？

目前孤独症常见的诊断量表有国际疾病分类标准——ICD-10（1993 年）、美国精神病学会疾病诊断与分类标准——DSM-V（2013 年）、孤独症诊断观察量表（the autism diagnostic observation schedule，ADOS）、孤独症儿童行为检核表（the childhood autism rating scale，CARS）、婴幼儿孤独症筛查量表（M-CHAT）等。

- ICD-10：国际疾病分类（international classification of diseases, ICD）标准是世界卫生组织（World Health Organization, WHO）发布的疾病分类手册，其中精神与行为障碍章节属于第五章，现行版本是 1993 年发布的第 10 版，是世界范围广泛应用的诊断分类系统，如广泛用于临床实践以便规范化诊断，为指导治疗打下基础；用于疾病预防控制，统一化登记及管理制度；用于医疗保险范围。WHO 正在对其精神与行为障碍章节进行修订并测试其有效性与适用性，与以往不同，中国参与了整个 ICD-11 修订、研究过程。

- DSM-V：2013 年 5 月，美国精神病学会发布了国际权威的精神疾病诊断标准之一的 DSM 的最新版本——DSM-V。

- ADOS：孤独症诊断观察量表，主要用于疑有孤独症或其他广泛发育障碍个体，以评估个体的沟通、人际交往、游戏及想象能力。目前该工具与孤独症诊断访谈量表（修订版）(the autism diagnostic interview-revised, ADI-R ）一起，被国际公认为孤独症诊断的"金标准"，广泛用于流行病学研究、临床评估及与孤独症相关的研究。

- M-CHAT：婴幼儿孤独症筛查量表，是孤独症在早期主要的诊断量表之一，适用于 16~30 个月之间的孩子，由家长或抚养人使用，通过对该量表的填写及分析，可以筛查出有孤独症表现的孩子，为早期诊断提供依据。

图1为孤独症儿童常见表现。

拒绝正常反应形式

莫名其妙地笑

模仿别人说话

听而不闻，无反应

不怕危险

对疼痛感觉迟钝

无特别原因
却表现为哭闹不停

转动物体

不喜欢被拥抱或被疼爱

图 1 孤独症儿童常见表现

持续奇特的游戏方式

与其他儿童相处困难

拒绝变化行为固执

目光不对视

态度冷漠

操作技巧缺乏一致性

对物体喜好表示不恰当

以动作表示需求

极端好动或过度安静

图 1（续）

4 《精神疾病诊断与统计手册》(第 5 版)(DSM-Ⅴ)中诊断孤独症需满足哪些标准? [①]

DSM-Ⅴ规定,诊断孤独症谱系障碍需满足以下 A~E 的 5 个标准,其中 A 和 B 阐明了孤独症谱系障碍的核心症状。

A. 在多种环境中持续性地显示出社会沟通和社会交往的缺陷,包括在现在或过去有以下表现(所举的例子只是示范,并非穷举):

(1)社交与情感的交互性的缺陷,例如:异常的社交行为模式、无法进行正常的你来我往的对话,与他人分享兴趣爱好、情感、感受偏少,无法发起或回应社会交往。

(2)社会交往中非语言的交流行为的缺陷,例如:语言和非语言交流之间缺乏协调,眼神交流和身体语言的异常,理解和使用手势的缺陷,完全缺乏面部表情和非语言交流。

(3)发展、维持和理解人际关系的缺陷,例如:难以根据不同的社交场合调整行为,难以一起玩假想性游戏,难以交朋友,对同龄人没有兴趣。

B. 局限的、重复的行为、兴趣或活动,包括在现在或过去有以下表现的至少两项(所举的例子只是示范,并非穷举):

(1)动作、对物体的使用或说话有刻板或重复的行为,例如:刻板的简单动作、排列玩具或是翻东西,仿说,异常的用词等。

(2)坚持同样的模式、僵化地遵守同样的做事顺序或者语言或非语言行为有仪式化的模式,例如:很小的改变就造成极度难受,难以从做一件事过渡到做另一件事,僵化的思维方式,仪式化的打招

---

① 魏丽萍、陈蕾(北京大学生命科学学院、北京生命科学研究所)翻译自美国精神病学会《精神疾病诊断与统计手册》(第 5 版)。

呼方式，需要每天走同一条路或吃同样的食物。

（3）非常局限、执着的兴趣，且其强度或专注对象异乎寻常，例如：对不寻常的物品的强烈的依恋或专注、过分局限的或固执的兴趣。

（4）对感官刺激反应过度或反应过低，或对环境中的某些感官刺激有不寻常的兴趣，例如：对疼痛或温度不敏感，排斥某些特定的声音或质地，过度地嗅或触摸物体，对光亮或运动有视觉上的痴迷。

C. 这些症状一定是在发育早期就有显示（但是可能直到其社交需求超过了其有限的能力时才完全显示，也可能被后期学习到的技巧所掩盖）。

D. 这些症状带来了在社交、职业或目前其他重要功能方面的临床上显著的障碍。

E. 这些症状不能用智力发育缺陷或整体发育迟缓（globe developmental delay）更好地解释。智力缺陷和孤独症谱系障碍疾病常常并发，只有当其社会交流水平低于其整体发育水平时，才同时给出孤独症谱系障碍和智力缺陷两个诊断。

5 孤独症能治愈吗？

由于尚不明了孤独症的成因，因此目前仍没有效果显著的医疗手段。从这一意义上讲，孤独症是一种伴随终身的障碍，如果"治疗"并非仅指医学范畴的治疗，而是包括一切能够促使他们社会适应性行为增加，社会交往能力增强的干预训练方法，那么，各国所使用的训练方法可谓名目繁多。

由于孤独症的各种表现特征可能分散出现在孩子不同的发育时

期，且不同孩子的具体表现也往往各不相同，所以很难进行比较。在面对不同疗法和训练手段时，不能因某一种方法适合某一个孩子，或曾对某一个孩子的状况改善作用显著，就把这种疗法视为普遍适用的治疗手段。

6 孤独症的发病率是多少？

根据《中国孤独症教育康复行业发展状况报告》，目前中国孤独症患病率和世界其他国家相似，约为 1%，孤独症患者数已超过1000 万。

根据美国疾病控制与预防中心（Centers for Disease Control and Prevention, CDC）2019 年 4 月 25 日发布的最新估计数据显示，美国儿童孤独症谱系障碍的发病率目前为 1/59，较 2016 年的 1/68有所上升。

7 与孤独症有关的电影 / 纪录片有哪些？

电影：

《雨人》（美国）　　　　　《海洋天堂》（中国）

《马拉松》（韩国）　　　　《孤独症历程》（美国）

《我的影子在奔跑》（中国）　《玛丽和马克思》（澳大利亚）

《本 X》（比利时）

纪录片：

《BBC：极端的爱——孤独症》（英国）

《遥远星球的孩子》(中国 · 台湾)

《BBC 地平线：认识孤独症》(英国)

《孤独症少年的内心世界》(日本)

 如何早期识别孤独症？

表 1 列出两岁前儿童孤独症的早期特征。

表 1　儿童孤独症的早期特征（两岁前）

出生时间	特　征
3~10 天	没有明显特征
4~6 周	常哭闹，但并不是由于有需求（如饥饿）
3~4 个月	不笑或对外界逗引没有笑的反应，不认识父母
6~9 个月	对玩具不感兴趣，别人要抱他（她）时，也不伸出手臂；举高时身体僵硬或松弛无力；不喜欢将头依偎在成人身上，没有喃喃自语
10~12 个月	对周围环境缺乏兴趣，独处时呈满足状；长时间哭叫，常有刻板行为（摇晃身体、敲打物品等）；拿着玩具不会玩，只是重复某一固定动作。与母亲缺乏目光对视；对其他人不能分辨，对声音刺激缺乏反应（如同耳聋）；不用手指人或指物品，不模仿动作，语言发育迟缓（发音单调或发出莫名其妙的声音，不模仿发音，更没有有意义的发声）
21~24 个月	睡觉不稳，有时甚至通宵不眠；不嚼东西，只吃流食或粥样食物；喜欢看固定不变的东西，有刻板的手部动作，如旋转、翻动、敲打、抓挠等。肌肉松弛，常摔倒；缺乏目光对视，看人时只是一扫而过即转移别处；没有好奇感，对环境的变化感到不安或害怕；可能出现学舌的表现，但较正常孩子迟缓，对词语不理解

9 **当我们看到孩子一些不一样的行为出现时，这到底是问题还是特点？**

思考这个问题的关键点是，如何看待自己的孩子。我们要说的是，正因为孩子患有孤独症，他（她）就是一个有特点的孩子，他（她）的特点就决定了他（她）有特殊的需求，而我们每一个生活在他（她）身边必须每天与他（她）打交道的人，要做的就是了解孤独症孩子的特点是什么，我的孩子的特点又是什么。也许有人会问，是问题还是特点有什么差别呢？差别很大。

首先，当我们简单地将孩子的所有异常表现都归为问题时，我们实际上就是在用一种标准（所谓正常的孩子的标准）衡量我们的孩子，这是一种否定的、专制的和封闭的态度。我们在否定"每个人都是有特点的"这一自然现象；我们在排斥与大多数人不一样的少数人群，排斥就意味着他们没有平等的机会；我们同时又在拒绝探究他们，拒绝尝试与他们沟通，拒绝给他们平等的待遇。

而当我们在想"这样的孩子有什么特点"时，我们是在给他们以应有的尊重。我们不是在抱怨"为什么你跟别人不一样？"，而是在思考"如果你跟别人不一样，我们应该怎样做？"这是一种接纳的、平等的和开放的态度。我们担心自己的孩子因为异常而不被社会所接纳，那么我们自己又能够给孩子以多大的包容空间呢？有的家长曾说："光是我接纳有什么用，社会还是不接纳他呀！"我们的信念是：如果我们自己都不能接纳孩子，又凭什么去抱怨社会的拒绝呢？社会就是由孩子身边的每一个人构成的。我们愿意帮助孩子，而帮助孩子必须从了解他们开始，因此我们需要不断地思考，"这些孩子是一些什么样的人，他们需要什么？"有思考就会有观察，有观察就会有结果，结果就是我们要找到更多与他们相处的方法。

10 孤独症儿童和家长谁更不容易？

当我们在感叹无法教孩子，无法与孩子沟通，为自己目前的处境而悲伤时，我们其实更要想一想，孩子是否比我们更困难和需要帮助。

因为他们对眼前的这个世界不能理解，他们无法表达自己的内心，他们每天甚至每时每刻都在被干扰着；他们渴望成功的生活体验，但总是在遭遇挫折；他们更不知道应该怎么办，更需要理解和帮助。

每当我们看到一双双带着迷茫神情的孩子的眼睛时，就恨不能对他们说："告诉我吧，你在想什么，也许我能帮助你。"而每当他们的目光迅速移开时，我们就在心里对自己说："帮助他们，你知道的还太少。"

于是我们一直在努力，努力学习更多的知识，期待着有一天可以对每一个患孤独症的孩子说："让我告诉你，这个世界也很美丽。"

11 孤独症儿童和家长谁更需要改变？

我们经常将自己置于一个"改造者"的地位上，要让这些孩子变得正常；或者当我们抱怨孩子为什么这样或那样时，我们是在否定我们自己有需要改变的地方。孤独症儿童不是不可以改变的，但要他们改变的前提是我们自己的改变——我们需要学习更好的方法、掌握更多的技巧，才能与有这样特点的孩子相处，才能提供他们所需要的帮助。

在"星星雨"有一个工作原则，那就是：不要抱怨"他不学"，而要思考"我用什么方法让他觉得学习不难"。从这一点出发，我们会延伸出许多类似的思考，例如：

不是抱怨"他注意力不集中"，而是问自己"我怎样才能让他注意到我？"

不是抱怨"他不说话"，而是问自己"我有什么办法能够帮助他说话？"

不是抱怨"他坐不住"，而是在想"我怎样能让他感受到坐下学习是件美好的事？"

以此类推，家长们可以经常这样反问自己，这样做的同时，你就在为孩子与我们这个世界的生活之间搭建了一座桥梁。面对以社会交往障碍为特征的孤独症儿童，我们能够做的就是努力了解他们，争取走近他们，并帮助他们与我们在这个世界上同行。你会看到由于你的变化，而带来的孩子的变化，许多成功的孤独症患者的经历，都在证明这一点。**让我们记住一个已经成年并富有成就的孤独症患者所说的一句话："我之所以能走到今天，不是因为总有人告诉我不要做什么，而是总有人在告诉我应该做什么。"**

12 我家孩子处于哪个程度？①

家长可以根据表 2 来初步判断孩子的严重程度。

---

① 资料来源：美国精神病学会《精神疾病诊断与统计手册》第 5 版。

表2　孤独症严重程度相关表现

严重程度	社交沟通	有局限的兴趣与重复行为
程度三 需要非常大量的协助	语言及非语言能力的社交沟通技巧严重缺损，严重影响社交互动；在发起社交互动方面有困难，对于他人发起的社交互动较少有回应	过度的专注、固定的仪式或重复性的行为明显影响各领域的功能。当仪式或常规被打断，会显得非常沮丧。很难打断固着的情形，即使被打断了也会很快地再恢复固着的行为
程度二 需要大量的协助	语言及非语言能力的社交沟通技巧明显缺损，即使在支持的环境下也会出现社交的缺损；在发起社交互动方面有困难，对于他人发起的社交互动回应较少，或可能出现异常的互动反应	固定仪式、重复性行为或过度专注的情形明显，影响不同情境下的功能；当仪式或常规被打断，会显得失落或沮丧，很难打断固着的情形
程度一 需要协助	在没有他人协助的情形下，在社交互动上会出现显而易见的缺损；在发起社交互动方面有困难，回应他人发起的社交互动时，会出现异常的情形；可能会出现对于社交互动不感兴趣的情形	在一种或多种情境下，固定的仪式、重复性的行为明显干扰功能，若要打断其固着的行为，会出现抗拒的情形

第二章

训练的意义

13 训练能治好孤独症吗？

如果把"治好"理解为医学上所指的"治愈"，即患儿不再有孤独症，使孤独症者的大脑生理异常情况得到全面改善，就目前而言，通过"训练"而"治愈"的孤独症患者几乎可以说没有。

但是，经过坚持不懈的训练矫治，使孩子生活自理，甚至独立生活，并展示出良好发展状态的个案却有很多。有些孤独症儿童在成年后能够将自己的成长经历写出来，有的人已经进入了大学，有的人从事设计方面的职业，但从专家对他们的评述中，仍能够感觉到他们的举止透出典型的孤独症痕迹，只是这已不再是将他们与社会生活隔绝开来的障碍。能够达到这一程度的孩子只是极少数，而且与他们一直得到良好的训练分不开。

14 既然训练无法治愈，那训练还有意义吗？

虽然训练不能让孤独症儿童彻底痊愈，但训练对于孤独症儿童的矫治作用却是不容忽视的。孤独症儿童由于本身的障碍，失去了正常、健康发展的内在能力，但并不意味着，我们只能眼看着他们陷入孤独状态中而无可奈何。

国内外几十年的研究和实践证明，孤独症儿童具有极强的可塑性，教与不教，教得是否得当，对他们的发展具有极大影响。"好的方向"就是他们能够逐步具备社会适应能力、生活自理能力、与人交往的能力，甚至，在接受培训后，可以从事某项工作而达到生活自立。如果听之任之，孤独症儿童的症状很难随年龄的增长而逐步好转，相反，往往会出现愈加严重的情绪、心理、行为等障碍，使得周围的人甚至家人都感到越来越不能忍受他们。由于被他人排斥，孤独症儿童的受挫经历就会越来越多，这将进一步把他们推向更加自闭的状态。

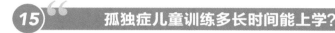

15 "孤独症儿童训练多长时间能上学？"

上学是权利问题，与能力无关！

《残疾人教育条例》2017年1月11日国务院第161次常务会议通过，自2017年5月1日起施行。

《条例》第二章第十七条规定：

适龄残疾儿童、少年能够适应普通学校学习生活、接受普通教育的，依照《中华人民共和国义务教育法》的规定就近到普通学校入学接受义务教育。

适龄残疾儿童、少年能够接受普通教育，但是学习生活需要特别支持的，根据身体状况就近到县级人民政府教育行政部门在一定区域内指定的具备相应资源、条件的普通学校入学接受义务教育。

适龄残疾儿童、少年不能接受普通教育的，由县级人民政府教育行政部门统筹安排进入特殊教育学校接受义务教育。

适龄残疾儿童、少年需要专人护理，不能到学校就读的，由县级人民政府教育行政部门统筹安排，通过提供送教上门或者远程教育等方式实施义务教育，并纳入学籍管理。

16 早期训练应该什么时候开始？

早期训练（或早期教育）分为两个阶段：早期干预和学前教育。它们都属于特殊教育范畴。特殊教育是指针对有特殊需要的儿童进行的教育。以前，有特殊障碍的孩子只是在学龄期进入学校后，才得到特殊教育服务，但是现在的认识是，特殊教育要从早期干预计划做起。

在美国，义务教育法规定正常儿童的义务教育从 3 岁开始，特殊儿童则从诊断之日起就必须为其制定个别化教育计划（individualized education plan, IEP）。

（1）早期干预：从诊断之日起（3 岁之前），通过为残障儿童制定 IEP 提供教育干预。IEP 因每个残障儿童的特点不同而异，但它们的目的都是相同的，即尽量减少障碍对儿童发展的影响。早期干预专家应用有针对性的训练及教育方法帮助残障儿童掌握他们不易学会的技能；专家的另一项重要任务就是，教会家长掌握这些训练技巧，并在日常生活中使用。

孤独症儿童尤其需要得到早期干预服务，因为他们具有巨大的发展方面的困难，每个孤独症儿童都会从早期的积极训练中得到帮助，包括尽早克服行为问题，如发脾气、自我刺激与自我娱乐，并且会在今后的学习活动中较少受到这些行为的干扰。

（2）学前教育：3~6 岁（上学之前），为孤独症儿童继续制定 IEP，以他（她）具备进入家庭以外的社会单元的能力为主要训练目标，通过在生活自理、对他人指令的反应、愿望的表达、群体生活中的跟随能力等方面的技巧训练，提高孤独症儿童的社会适应能力，减少他们进入幼儿园、学校生活时的困难。

17 早期训练应该注意什么？

（1）孤独症儿童的训练方法是多学科的综合切入：涉及特殊教育学、心理学、行为学、儿童发育与发展心理学等。训练者一定要有丰富的孤独症知识和临床训练经验。

（2）训练方案因人而异：制订训练方案之前，被训练的儿童应经过专业工作者系统的观察与测试。

（3）家长的参与非常重要：因为这样才能保证随时进行训练，将训练与日常生活紧密结合。

（4）在专业工作者的指导下系统地进行：因为不适当的训练内容及学习要求，会给孩子带来困难，可能使其因遭到挫折的体验而退缩，或采用回避方式，甚至用带有攻击性的行为保护自己。

（5）充分认识其艰巨性：早期训练是促使孤独症儿童生活正常化的一个重要环节。强调早期训练的有效性，往往会使人产生过高的期望值，从而低估了孤独症的严重性。对孤独症儿童进行早期训练、早期诱导是行之有效的方法，但绝不是能在短时间内使孩子步入正常轨道的"灵丹妙药"。

18 训练的目的是看孩子学会了某个知识内容吗？

无论采用哪种训练体系，首先，训练的目的是帮助孤独症儿童体验到与人交往的愉快感，提高他们在社会交往中的主动性和自制能力，而不在于学会了什么知识。因此，无论与孩子做什么活动，都要注意：

（1）使他（她）在愉快的交往中，体验到完成课题的成就感。

（2）激发他（她）乐意"主动参加"的内在动机。

（3）帮助他（她）建立人际交往中"是"与"非"的概念。

从这种原则出发，无论是哪种训练方法，无论在实施过程中进行哪些项目，都只是手段，其目的都是促进孤独症儿童的社会交往能力，提高他们的社会适应性。例如：训练患儿识别颜色只是手段，目的是让患儿在与训练者学习识别颜色的过程中体验到学习是愉快的，与人交往是愉快的，只有这样才能为他（她）进一步提升学习能力打下基础。

 对训练的错误认识有哪些？

最常见的错误认识就是将目的与手段混淆。例如：误以为训练的目的仅仅是让孩子学会识别颜色，因而在训练过程中强迫孩子长时间被动配合，其结果往往是孩子可能学会了识别几种颜色，但对于训练活动——这一必须与人交往的过程，产生恐惧和厌倦的心理，这只会对孤独症儿童潜在的社会适应能力起到破坏作用，甚至使他们越来越难以与人配合，愈发自闭。所以，不管采用什么方法教孤独症儿童识别颜色，训练者首先要意识到：识别颜色是与孩子交往的手段，而愉快的交往才是目的。训练者的任务就是把握如何让孩子在愉快的交往中学习识别颜色，并在识别颜色的过程中，体验到与人交往的愉快。事实是（不只是对于孤独症儿童）对所有的人来说，要想顺利地融入社会生活，首先取决于"乐意参加"，而不是靠被动的压力。

　　大量训练疗法的有效性研究证明：在对孤独症儿童进行感知及人际交往技能训练时，训练者与孤独症儿童之间的关系是关键中的关键。能否建立融洽的关系是衡量该项训练是否有效最重要的标志。

第三章

训练方法、技巧及应用

20 如何选择正确的干预方法？

确定干预方法前，首先考虑以下几点：

（1）关于该方法的有效性有无科研报告和数据？

（2）相关科研报告是否在权威性的专业杂志上发表过？

（3）该干预方法的科学基础如何：

- 个案的选择标准和数量；

- 有无独立的观察和评估者；

- 是否有对照组的数据。

个人陈述（某个孩子康复的故事等）、鉴定书和无对照的个案病例报告可能是很有趣的，能引出是否可以继续进行研究的必要。 但是，事实上这些资料对于评价一种方法的效果或者形成实质性的认识是没有意义的。

给家长的建议：

（1）询问：向宣称某种治疗有效的人询问，"你是怎么知道这种治疗有效的？"

（2）怀疑：对所有令人吃惊的"信誓旦旦"都要保持怀疑的态度。

（3）当心：当心那些以出售某种治疗方案或者器械而营利的人。

（4）查询：查询关于某种治疗方法的公开发表的文献，如果有条件，找一些专业人员帮助阅读和解释文献。

（5）评判：用前面提到的标准对所获得的证据进行评判。

（6）警惕：警惕新的治疗方法，如果所获得的资料模棱两可，那就不要选择。对那些有"初步的"或者"试验性的"研究结果，也要保持警惕。

（7）审查：即使有大量公开发表的研究报告，也要非常仔细地审查。

（8）负责：因为某种治疗将会被用到你的孩子身上，你有权利和义务去弄清楚治疗到底是怎么回事。

（9）要求：客观评估孩子干预后的效果。

21 一个合格的个别化指导计划是什么样的？

（1）教育再诊断

教育再诊断是个案被医学诊断分类之后，进入特殊教育机构接受教育服务的时候，机构要对个案再进行一次教育诊断。目的是再次明确个案的障碍类别、障碍特点及障碍程度等，为制订个别化教育计划（IEP）搜集信息。

（2）测评

特殊教育测评与其他测评有所不同，其他测评更多的是"测定不能"，特殊教育测评主要为了找到个案在不同能力领域的"最接近发展领域"（zone of proximal development, ZPD），为个别化教育计划的制订搜集信息。

（3）制订个别化教育计划

美国1975年颁布的《所有残疾儿童教育法》（Education of All Handicapped Children Act，即94-142公法）第一次提出了个别化教育（individualized education），明确要求学校在公平评估的基础上，为每个接受特殊教育服务的学生制订IEP，IEP应对特殊儿童当前的表现、教育的目标、服务提供的方式等内容进行详细描述。

中国的孤独症教育机构有一部分做到了为服务对象制订并实施个别化训练计划（individualized training program, ITP），我们理解 ITP 是 IEP 的一部分。因为各个机构使用的教育方法和测评工具的不同，所以制定出来的个别化训练计划也会有所不同。不管各机构制定出来的 IEP/ITP 的格式和内容如何不同，它们都应该是个别化的。

（4）实施 IEP/ITP

IEP/ITP 指导日常教学活动，即日常教学活动是按照 IEP/ITP 来开展的。

（5）再测评

在实施 IEP/ITP 的过程中应该对学生随时进行再测评，通过再测评可以了解 IEP/ITP 的完成情况，发现教学中存在的问题，以便及时调整 / 修订学生的 IEP/ITP。

（6）调整 / 修订 IEP/ITP

根据再测评的结果及时调整 / 修订学生的 IEP/ITP，以使教育（训练）计划适合该学生现有的能力水平，让学生体验到与人交往（学习）的愉快感和成就感。

22 孤独症儿童干预 / 支援的基本原则是什么？

1）个别性和连续性——干预计划因人而异，因阶段而异

因人而异——（IEP + STP）

（1）IEP：个别化教育计划。

（2）STP：separate teaching program，分科教学计划。

因阶段而异——IFSP + IEP + ISP

（1）IFSP：individualized family service plan, 个案家庭支援计划，从诊断之日到 3 岁之前。

（2）IEP：个别化教育计划，3 岁起，含学前教育及全部义务教育阶段。

（3）ISP：individualized service/support plan, 个案生活支援计划，成年后就业、居住等安置支援计划。

2）干预训练计划要考虑到个人将来发展

（1）关注每个个体损伤/障碍程度的不同（focus on impairment and/or disability）。

（2）关注个人人格发展走向和阶段性特征（focus on personality development and developmental stage）。

（3）关注个人生活条件和生活周期（focus on life conditions and cycle）。

3）最佳干预计划应该具备的条件

（1）可泛化性（in a generalizable setting）。

（2）可持续性（in a sustainable setting）。

（3）内在驱动性（in a motivational setting）。

（4）最接近发展领域（in a setting on ZPD）。

23 "孤独症儿童社会服务流程概览是什么样的？"

"早干预早见效"的理论绝不是每个孩子的出路，作为伴随终身的神经系统发育障碍，孤独症儿童需要医生、家人、社会工作者、教育工作者、企业乃至全社会在其每一个重要的发展阶段提供支援。

图 1 是孤独症儿童社会服务流程。

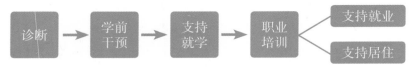

图 1　孤独症儿童社会服务流程

24　应用行为分析的核心是什么？

应用行为分析（applied behavior analysis，ABA）的核心是行为改变技术，**是以强化为基础的**。强化理论是美国心理学家斯金纳通过实验证实的，只要方法得当，可以通过控制外部条件改变人的行为，例如：通过正强化（奖励性刺激）促使某些行为的产生；另外某些行为在受到否定时（拒绝或者惩罚性刺激）会逐步消失。因此我们认为，应用强化理论可以帮助那些有行为障碍的人**建立起适应社会的行为，消除他们的不适应行为**。

25　应用行为分析可以用于训练孤独症儿童吗？

大量的科学数据证明，应用行为分析方法可以全面、持久地帮助大多数孤独症儿童获得许多重要技能，无论他们处于哪个年龄段。没有其他任何一种治疗方法能够在有效性方面提出与应用行为分析方法可比的数据。

孤独症儿童没有正常的社会交往发展能力，所以他们的典型特征都表现在行为上。当你面对一个孤独症儿童时，不会第一时间察觉他们有何异常，因为他们的外表伶俐可爱，没有痴呆特征；然而你很快就会发现，他们我行我素、任意行事，在你试图与他们交往时，他们没有或缺乏普通儿童所具有的行为。他们不会看着你，听你讲话或向你提问及回答问题。普通儿童在某些情况下，虽然也表现出胆怯、羞涩和回避，但其原因是可以判断的。孤独症儿童往往是问而不答、听而不闻、视而不见；或者答非所问、不知所云；或者只专注于他（她）看到或听到的某样东西，对他人的存在没有知觉；或者极为敏感，一触即跑。孤独症儿童不关心别人希望他（她）做什么，只要他（她）想做的事，就不顾及是否"应该"和是否"可以"。所以，随着年龄的增长，面对日益增多的社会规则要求与约束时，他们的表现与社会的期望值就出现越来越大的差距，使得他们难以进入社会生活，大多数儿童初到幼儿园时就被拒绝了。

不解决孤独症儿童的"行为障碍"这一问题，要想接近他们，帮助他们学习一些东西，是不可能或极为困难的。美国心理学家伊瓦尔·洛瓦斯（Ivar Lovaas）教授于 20 世纪 60 年代开始探索将应用行为分析方法用于治疗孤独症儿童的行为障碍，50 年来已形成一套科学完整的操作体系，在世界范围内被广泛采用，至今仍被认为是促进孤独症儿童良性发展最有效的方法。

26　应用行为分析方法为什么对孤独症儿童有效？

洛瓦斯教授创立的针对孤独症儿童的应用行为分析方法，基于以下观点：

（1）孤独症人的人际关系障碍，是由于他们对感觉材料的加工有障碍（知觉障碍）所致。

（2）仅了解导致知觉障碍的原因对于治疗并不重要。治疗的效果取决于在训练中通过强化手段建立正性行为，通过弱化手段消除障碍行为。

（3）即使是非专业工作人员（如家长和社会工作人员）也能掌握并应用奖励和惩罚的强化原则。

（4）行为训练的效果是可以预测的。应用行为分析方法应用于孤独症儿童的训练已有 50 多年，在训练内容、方法、技巧上已形成完整的体系，并在"家庭环境中的行为训练""学校环境中的行为训练""训练中心环境中的行为训练"等方面进行了大量的实验和研究，是目前最有实验基础和最为成熟的一种方法。

27 应用行为分析的具体方法是什么？

（1）将行为分解为细小的、可测量的单元进行系统的教授。每一个孤独症儿童不能做到的具体行为——小到看别人一眼，大到复杂的主动交往行为及社会交往互动，都被划分为若干个步骤。

（2）在教授孩子每一个步骤时，都伴随有提示和指令，有时要运用辅助手段（如手把手），帮助他们完成指令所要求的动作。

（3）教授活动要重复多次，直至完成指令要求。记录已学会或已消失的行为，并在下一阶段的教学中进行巩固性练习，注意将在课堂上学会的具体行为转移到日常生活中去应用。

（4）教学活动从一对一开始，逐步变成小组上课和集体上课，促进儿童的社会适应能力。

28 应用行为分析是由专业人
员还是由家长来使用？

运用应用行为分析方法训练矫治孤独症儿童的行为是一项非常专业的活动，因此，应由经验丰富的专业人员（在欧美国家通常是行为心理学工作者、特殊教育工作者）承担。但由于专业人员数量有限，亦由于孤独症儿童的行为矫治训练贯穿在生活的方方面面，所以经过专业机构培训的家长或社工也常常成为训练者。总之，应用行为分析方法对于所有必须开始与孤独症儿童接触的人来讲，都是一种可以学会并易操作的实用方法。

29 运用应用行为分析方法教孤独症儿童
会把孩子教得很刻板吗？

有人也提出异议，认为应用行为分析方法是一种独断而且专横的操作（在训练中仅以家长或教师的目标要求为核心），使孩子变成一种只会被动反应的机器人。针对这类指责，应用行为分析的研究者们也在不断改进操作技巧，在训练中注入更多的人文色彩。如尊重孩子的兴趣，从他们感兴趣的方面入手，在训练中提供多种可供选择的刺激物，以便孩子能发挥主动性。训练中避免任何强制性手段，增加游戏和娱乐的气氛等。训练的目标不再仅注重孤独症儿童学会了什么，而是更多地注重他们在学习活动中是否能获得交往的乐趣，刺激他们拥有真正的交往欲望和交往能力。

30 如何与孤独症儿童说话？

训练活动的实质是帮助孤独症儿童学习如何与别人交往，因此首先要求训练者懂得如何与孤独症儿童去交往，而如何对孤独症儿童说话是与他们交往的第一个环节。在训练中对孩子说的话，被称作有声指令或语言指令。因为绝大多数孤独症儿童在理解和使用语言上都有极大的困难，所以训练者的指令应该是清晰、简短和统一的。

【清晰】——准确告知孩子应该（或正在）做什么。（如"坐下，看着我。"）

【简短】——尽可能使用少量的词语。（错误的说法举例："坐好了，别乱动了，看着啊，看哪里呀？看妈妈好不好？"）

【统一】——重复同样的活动内容时使用同样的话语。

31 什么是TEACCH？

TEACCH 英文全称是 treatment and education for autistic and related communication handicapped children，即孤独症及相关交往障碍儿童的治疗与教育。

TEACCH 的发源地是美国北卡罗来纳州大学（University of North Carolina），TEACCH 也是北卡罗来纳州对孤独症人进行教育支援的课程总称。由北卡罗来纳大学的艾瑞克·修普勒(Eric Schopler) 教授首创，他是北卡罗来纳大学的精神病学和心理学的教授，他在那里研究 TEACCH 与孤独症 40 多年。他是人道待遇以及有效"治疗"孤独症的先驱，也是第一位证明孤独症是一种神经系统紊乱疾病的专家。1972 年该计划得到美国北卡罗来纳州的正式承认。治疗中心设在北卡罗来纳大学医学部的精神科。

TEACCH 的使命：尽可能提高每一个孤独症人在社区进行有意义的独立生活的能力。

TEACCH 计划的七项原则：

（1）提高孩子的技能和协调孩子周边的生活环境。

（2）将家长作为合作训练者（co-therapist）对待。

（3）教育计划的制定以诊断和评价为依据，因人而异。

（4）实施结构化教学（structured teaching）。

（5）取长补短发掘每个孩子的潜力，调动其兴趣。

（6）综合运用认知理论和行动理论。

（7）专业人士应该有丰富的经验和全面的技能。

TEACCH 是怎样的一种方法？

（1）以家庭为中心。

（2）以实践数据支持。

（3）基于孤独症理论概念基础上。

（4）支持实证研究（通过直接观察或经验收集的研究数据）。

（5）经过广泛的临床知识或技能进一步发展丰富的方式。

（6）适合各个年龄段和技能水平的孤独症人，并有着灵活性和以人为本的支持特点。

32 " TEACCH 教学法如何支援孤独症人？ "

1）从 TEACCH 中应该学习什么

（1）正确理解孤独症，尊重孤独症文化。

（2）为了每一个孤独症人能够享受丰富的社会生活，我们要进行具体而细致的准备工作。

（3）这是一项需要家长与专业工作者同心协力进行的工作。

（4）目的就是与孤独症人"共同生存"，为此要主动地去"接近"他们。

（5）实现这一目标需要构筑一个社会支援体系。

"作为一名孤独症教育工作者，我们的工作就是要从根本上通过他们的眼睛去看世界，并且用这种视角去教他们尽可能独立地适应我们的文化。虽然我们不能从根本上治愈孤独症的基本认知缺陷，但通过了解他们后我们可以设计有效的教育方案去迎接这种发育障碍的挑战。"

加里·B. 梅西波夫（Gary B.mesibov）、

维多利亚·谢（Victoria Shea）

（6）要在实践中积累科学的经验。

2）什么是结构化

在 TEACCH 项目中，经常会出现结构化（structure）的理念，诸如"结构化教学""物理性的结构化""视觉结构化"等名称，其范围也由学校生活扩大到日常生活的独立性的援助中。

结构化是 TEACCH 项目中一个重要的基本概念。

实际上，在日常生活中到处都有"被结构化"的事物。只要在大街上走几步便可发现充满着结构化理念的事物。结构化是将日常生活中的内容，通过设计后一目了然地向孤独症人展示出来的一种方法。目的是使孤独症人无论在怎样的环境中都能够发现对自己有意义而且能理解的信息。将结构化融入生活中，使孤独症人的日常起居、生活、工作更加方便。

3）为什么要结构化

（1）孤独症人容易理解，不会产生混乱。

（2）孤独症人可以自信地生活。

（3）可以帮助孤独症人有效地学习，使其容易把注意力集中到必要的信息上。

（4）为了将来能够在一定的范围内独立地生活。

（5）为了管理好自己的行为。

4）需完整转达的6个非常重要的信息

（1）何地（where）——物理性的结构和作息安排。

（2）何时（when）——作息安排。

（3）做什么（what）——模式系统、视觉的结构化。

（4）到何时（结束 / 量的多少）（how much）——模式系统、视觉的结构化。

（5）方法（如何做）（how to do）——模式系统、视觉的结构化。

（6）下一步做什么（what's next）——模式系统、视觉的结构化。

5）结构化的内容

结构化包括：物理结构化、时间表（schedule）、作业系统（模式系统）、惯例（例行程序）、视觉结构化。

33 "你真的会夸孩子吗？"

通过奖励，可以使孩子的一种行为得到促进，逐步稳固下来。但是，孤独症儿童的行为并不都是正确的，且常常是不正确的（即与指令的内容不相符），如果在这种情况下给予奖励，被强化的就是不正确的行为了。

【举例】（错误的强化）

训练者：发出指令"拿皮球，放进筐里。"

孩　子：用脚踢皮球。

训练者：给予奖励并且说："好孩子，妈妈给你吃巧克力，听话。"

孩　子：错误的行为继续出现——在听到指令后，仍做出与指令不相符的行为反应。

这种情况发生在家长与孩子之间。也许有些家长会问："这怎么可能呢？我们怎么会去奖励孩子的错误行为呢？"但这的确是家长经常容易犯的错误，尤其是在以下的情景中。

【举例】

孩　子：要吃巧克力。

妈　妈："现在不能吃，你刚吃过了。"（这实际上是发出指令，告诉孩子"现在不能吃"）

孩　子：哭闹（对指令的反应）。

妈　妈："好吧，再吃一块。"（成为对"哭闹"行为的奖励）

孩　子：用"哭闹"达到满足要求的行为得到了强化，稳固下来后，当要求得不到满足，就会采用同样的方式。

34 　　　　　　　什么时候奖励最有效？

弄清楚什么时候应该给孩子奖励，什么时候不应该给孩子奖励，关键是要弄清楚什么行为应该得到奖励，什么行为不应该得到奖励。以下两种方式可以帮助判断：

以 33 题中的情景举例：

（1）从训练者（教师或家长）的角度判断（图2）：

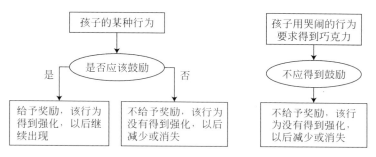

（2）从孩子的角度判断：

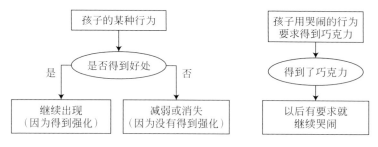

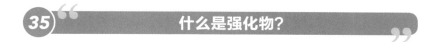

图2 判断流程

正确把握奖励的时机，可以强化正确的行为，帮助孤独症儿童学会与人交往，提高他们的社会适应能力，反之则会使他们的举止行为离社会规范越来越远，增大他们适应社会的难度。

35 什么是强化物？

在回合操作中用来对孩子的正确反应进行奖励的物品或活动。其特点是多样性，即凡是对孩子能起到鼓励性作用的事物都可以成为强化物。

强化物的种类很多，可以分为一级强化物和二级强化物。在奖励孩子的正确行为反应时，要准确地选择切实有效的强化物，才能达到强化的效果。

一级强化物——直接（或间接）与孩子的生理需求有关的物品，如食品、饮料、持有物（孤独症儿童特有的依恋物品）等。

二级强化物——成为一级强化物信号的事物，如夸奖的语言、笑容、亲吻、拥抱及欣赏的目光等。

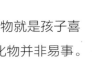

36 你会选择强化物吗？

"选择正确的强化物"非常重要。简单地说，强化物就是孩子喜欢的东西或活动，但在实际操作中，要准确地选好强化物并非易事。可以参照以下的特征对你所选择的强化物进行以下评估，看看它们是否符合这些条件：

（1）有效性——是否有效。是不是此时孩子感兴趣和喜欢的，有时我们觉得他们挺喜欢某样东西，但要注意此时是否有其他的东西更吸引他们。

（2）安全性——是否安全健康。有些食物孩子很喜欢，但吃 / 喝多了也不合适，而且还有副作用，如不再想吃 / 喝了，影响吃饭，增强了挑食或偏食；有些物品或活动孩子很喜欢，但它们会助长孩子的不良行为或有危险，比如有的孩子喜欢玩火柴，但是"火柴"并不适合作为强化物。

（3）可实现性——是否可以做到。（强化是对孩子正确表现的一种承诺，因此你所选择的强化物一定是你可以兑现的。如有孩子很喜欢滑滑梯，但在附近没有滑梯，无法实现。）

（4）可管理性——是否可以控制。以滑滑梯为例，即使外面就有滑梯但如果在一个回合之后就带他（她）出去滑一会儿，会使他（她）的学习时间大大减少，另外要说服他（她）再回到教室里，可能会很麻烦，在高频强化阶段绝不宜使用；在强化的频率降低到一定程度时可以使用。

37 提前告知、贿赂和强化的区别？

在日常带孩子的过程中，家长很容易贿赂孩子，最终使孩子学会"如果没有我期待的物品我就什么都不做"，甚至发展出问题行为和情绪。那么贿赂、提前告知、强化的区别是什么？见表3所示。

表3 提前告知、贿赂、强化的区别

方式	情绪状况	配合状态	适用前提	出示时机
提前告知	较稳定	较好	课题开始前说明，表现好可以得到什么	开始课题前
贿赂	情绪差，发脾气或哭闹	不配合或配合差	课题开始前向孩子说明，一会儿给。或者事先直接给予孩子喜欢的物品讨好孩子	开始课题前或事先告知
强化	——	——	——	完成课题后出示强化物

38 怎样灵活运用两级强化物？

（1）一级强化物与二级强化物同时使用

在开始对孤独症儿童进行训练时，可能会较多地使用一级强化物（孩子喜欢吃或喝的东西），但在使用时一定要同时伴有二级强化物（夸奖的语言、动作和鼓励的表情）；使用二级强化物的目的是要使二级强化物尽快成为一级强化物的信号（即使没有吃的东西，孩子也知道得到了奖励）。由于孤独症儿童在理解夸奖性的语言、动作和表情方面有障碍，如果不同时使用，会造成孩子对一级强化物的依赖。

例如：在训练一个根本不能坐下来配合学习的孩子时。

训练者："宝宝，坐下。"

孩　子：坐下了。

训练者：拿一小块食物给他吃，同时说："宝宝，真棒！"

（2）二级强化物出现在一级强化物之前

在训练一个根本不能坐下来配合学习的孩子时。

训练者："宝宝，坐下。"

孩　子：坐下了。

训练者："宝宝，真棒！"随即出示食物并给孩子。

目的是吸引孩子注意他人的夸奖性语言和表情，否则一旦吃的东西到嘴，孩子往往会专注于吃东西时的愉悦，根本不在意他人在干什么或说什么。

（3）二级强化物逐步替代一级强化物

如果替代成功，说明孩子已经能越来越多地注意到他人的情绪、表情，并开始在意自己的行为引起了别人什么样的反应，这为他（她）的自制、自律能力打下基础。如果仅仅局限在一级强化物的有效性上，并不能帮助孤独症儿童提高人际交往的能力，反而增强了孤独症儿童"只注意物品不注意人"的症状特点，使训练失去意义。需要注意的是，替代的实施要循序渐进。

（4）避免过度强化

过度强化的原因有二：一是强化过于频繁，使孩子产生厌倦心理（尤其是吃、喝类的强化物）；二是强化物过于单调，所以要注意多种强化物的交叉使用。

[例如]（ * 号提醒注意不同的强化物组合使用方式）

训练者："宝宝，坐下。"

孩　子：坐下了。

训练者："宝宝，真棒！"给一小块食物。*

训练者："宝宝，看卡片。"

孩　子：看着卡片。

训练者：拥抱住孩子，说："宝宝真棒！"*

训练者："宝宝，指汽车。"

孩　子：指出来了。

训练者："宝宝，棒极了！"同时亲他的脸。*

训练者："宝宝，指汽车。"

孩　子：指出来了。

训练者："宝宝，真棒！"给一小块食物。*

训练者："宝宝，说'汽——车——'。"

孩　子："汽——车——。"

训练者：一边与孩子搔痒痒逗乐，一边说："真棒！"

39　食物可以作为强化物一直存在吗？

经常看到家长走两个极端，要么不想用食物强化，要么依赖食物强化。不想用食物强化，觉得食物是低级或一级强化物。明明孩子喜欢零食，可家长就不用零食做强化。导致孩子上课时因为没有有效的强化物，动机不足，不能很好地与人学习。对此家长要权衡利弊。试想一下，我们普通人每隔一段时间还会去吃顿大餐，或者买些好吃的犒劳自己，那为什么对于孩子的学习不能使用食物强化呢？

还有一部分家长，过分依赖食物强化，上课总是频繁地单一使用食物作为强化物，这样会导致孩子有吃的就好好上课，没有吃的就不配合。针对此情况，家长要善于开发更多的强化物，多种强化物交替使用，避免孩子依赖食物强化。

所以，适度使用食物强化，既能增加孩子的学习动机，又能提高孩子的整体配合能力。

40 家长如何能由衷地夸奖孩子？

"强化"在 ABA 的体系中是非常核心的一个概念，同时也是一个重要的操作方法。在"星星雨"的家长培训中我们每期都要用两周的时间讨论有关的原则，至于技巧的操作练习则贯穿始终。可以说从家长们带着孩子走进"星星雨"的第一天、第一节课就开始了。

强化这一概念，就是我们常说的"夸奖"和"赞扬"的同义词，使用强化的技巧就是告诉你，如何夸奖和赞扬你的孩子。常言说"孩子是自己的好"，对于父母来说，从看见孩子的第一眼起，就情不自禁地去发现他（她）的优点，赞赏他（她）的每一个细节，甚至容不得别人对孩子有任何"诋毁"之嫌的评价。既然是人之常情，难道还有什么困难的吗？但在"星星雨"多年的家长培训实践中，如何让家长学会夸奖自己的孩子，对我们的老师们来说却并非一件易事。

从多年来培训家长应用行为分析理论原则的经验中，我们发现，怎样让这些孤独症儿童的爸爸妈妈由衷地夸奖他们的孩子，是很需要我们下功夫和费脑筋的。每当我们告诉他们说："要使劲地夸孩子呦！"看到的总是一张张困惑、犹豫的面孔；我们理解这些家长的不解和不容易。因为很多孤独症儿童做任何事情都要教，叫一声"妈妈"，可能需要千万次的训练，洗脸、刷牙、穿衣服，这些对于普通孩子随着成长自然而然就会做的事情，他们可能需要几年如一日的训练。个中滋味，没有经历过的人很难体会。但对于家长来说，这是自己的孩子，曾经对孩子的未来和一生有很多期望和梦想，这些期望和梦想在得知"他（她）得了一种一生也治不好的病"后破灭，于是对孩子所有的期望只化作一个平常得不能再平常、普通的不能再普通的祝愿——愿他（她）能有一个最普通的孩子能有的生活乐趣；愿他（她）将来能像一个平凡人一样有安全、自尊的生活。一张孤独症的诊断书甚至使"普通"和"平常"成了奢望，无助、无望、无力和无奈是萦绕他们生活的主题词。

常言说"爱之深，责之切""因爱而生恨"，因此"哀其不幸"则当然"怒其不争"了。当家长们看见孩子身上所表现出来的种种异常状况时，家长们就会想到这样将来怎么办？他（她）如果一直这样，一个普通人的生活也会离他（她）远去。不要说将来，就是今天，一个听不懂话的孩子，一个从不关心周围发生了什么的孩子，一个在公共场合大喊大叫的孩子，一个甚至不知道大小便要到厕所去的孩子，又怎么去上幼儿园，怎么去上学呢？这时的父母们，多么希望自己的孩子是那些聚集在一起玩耍的孩子们中的一个呀！于是家长们会激动、会愤怒，家长们会反驳说："说得容易，让你也夸奖一个试一试！"

"星星雨"的老师们常感慨地说："竭尽全力地鼓励家长夸赞孩

子的情绪，但对他们来说相反的行动——责骂却更容易。"其实我们问过许多家长，打骂完孩子以后他们感觉怎样？——更加难过，加上内疚和自责，这是最常听到的答案。

因此，无论你的艰难是多么理所当然和符合常理，努力学习应用行为分析的强化技巧会帮助你找回一份久违的快乐，因为孩子们也同样需要它。既然悲愤的情绪不能解决问题，而且还会使家长们更快地面临崩溃的局面，为什么不尝试一下另一种积极的做法呢？究其本质难道家长们真的不想夸奖自己的孩子吗？家长们其实渴望这样的体验，但总是觉得没有或很少有机会或心情——夸他（她）什么呢？

应用行为分析恰恰从解决这一问题开始——如何创造夸奖孩子的机会。

每学期的一开始，我们都被一张张忧心忡忡的脸所包围。我们常说，每个家长的头上都顶着一片乌云，50 多位家长云集的"星星雨"的天空犹如"黑云压顶城欲摧"。但"星星雨"的老师只有一个信念，那就是要让"星星雨"成为一个阳光地带，让家长重享一份灿烂。我们这样说，也这样做，每个学期我们都在感受着成功——由阴暗到明亮。支撑我们工作的不只是爱，还有科学与尊重，这是走进教师办公室就能看到的"圣经"。

"我的孩子真可爱！"——是家长来到"星星雨"要做的第一个作业的题目；"真棒！"——是家长们在"星星雨"学习的第一个术语。

家长们之所以难以夸出口，是因为在他们的眼睛里往往只看到孩子的各种问题——那些让他们每天都困惑不已的现象。他们最常问的一个问题就是"你看我的孩子他怎么这样／那样。""他为什么不说话？""他为什么注意力不集中？""他为什么不……"；还有"他老是玩手。""他老是斜眼看东西。""他老是发出没有意义的声音。""他老是……"

在这些林林总总的问题中，都包含着家长对孩子的评价，而这个评价的参照标准就是正常的孩子。在孩子是"正常"的渴望中，家长对那些与"正常"有偏差有距离的表现就变得特别敏感。这样的一个直接结果就是或多或少地忽视了孩子身上的可爱之处，或者是认为它们不重要；这种忽视还会随着孩子年龄的增长而越发严重，导致无法体验到"孩子是自己的好"的人之常情。

要想真正理解"强化"的理念，用好"强化"的技巧，发现孩子的可爱之处，认识到他（她）的可爱之处是重要的第一步。

41 " 夸奖孩子是感情还是科学？ "

1）为什么孩子越是捣蛋还越要多夸奖？

试想：如果今天（或者这一段时间里）孩子在上课时的表现特别不配合，情绪也非常糟糕，又哭又闹，要出去，或者完全沉迷于自我刺激行为中，家长的心绪很容易就被他（她）所主导/影响。就像有的妈妈说的："这种时候我揍他（她）的心都有，哪里还有心情夸奖他（她）呀？"

当孩子开始学习一个新内容时，由于刻板性他们往往会有不安的情绪，表现得不如以前好，家长自己会有一种挫败感，情绪也会受到影响。

如果在这些情况下家长任由感情和情绪支配，训练时的气氛就会很紧张，常常发生以下的错误操作：

（1）几乎听不到家长说"真棒！"之类的话。

（2）及时给强化物 [如他（她）喜欢吃的或玩的东西]，刻意"讨好" [为了让他（她）满意，哄他（她）不要再闹] 而偏离了"强化"的宗旨。

应用行为分析是一套科学的方法体系，家长此时一定要努力保持自己科学、冷静的头脑，意识到自己现在要做的是：

让孩子感受到：

（1）坐在这里学习是不可怕的，甚至会很有趣；

（2）只有让妈妈满意了，他（她）的要求才能被满足；

（3）闹肯定是没有用的（不会被重视）。

并在操作时注意：

（1）坚持进行课题的操作，注意给予辅助，或暂时降低难度；

（2）对每一次符合要求的表现（哪怕是有辅助）给予夸张、及时的夸奖和奖励（注意强化物须在 5 秒钟之内兑现）；

（3）对捣乱性行为尽量给予忽视。

2）为什么表现好反而要少夸奖呢？

如果孩子能够在没有外在强化（来自家长的奖励）的情况下完成一个活动，说明他（她）已经从活动中获得了内在的强化，也是自我控制能力的表现。所以在给予强化时要随时注意是否可以将强化的间隔延长，这可以帮助家长观察到孩子在多大程度上具备了学习 / 社会性配合的能力。

避免孩子对固定的外在强化物产生依赖。如果不能及时地将强化的频率降下来，孩子会对强化刺激产生依赖，变成"因为有妈妈的奖励我才学习"，这样产生的后果是：

（1）你要一直陪伴他（她）、督促他（她），并且没有奖励他（她）

就不愿意做；

（2）除了你别人很难教他（她）（如在幼儿园或学校，不能适应不使用同样强化方式的人）；

（3）无益于激发和培养内在的动机（孩子在心理上长不大）。

42 你会用"不学了"作为强化吗？

大多数孤独症儿童对于上课、学习之类（必须听从指令和与人配合）的活动都有一种"天然的"反感。很多家长都知道，孩子之所以"闹"其实就是想"出去"，具体的表现往往有：扔学习用品、发脾气、自伤、攻击他人、找借口（如"上厕所"和各种自我刺激类的行为），至于出去以后干什么并不重要，只要可以"不学了"就行。

所以家长要注意利用"不学了"作为对于孩子已经"学了一会儿"的奖励。这里需要注意把握以下的技巧：

（1）"象征性的下课"。 尤其是在训练刚刚开始的时候，不要一下子就要求他（她）一定要上满一节课。可以从几个回合（几分钟）开始，但不需要出去后一定做个什么活动（记住强化物的可管理性），只是离开课桌（最多到门口外面），总之要方便把他（她）再带回来继续上课。

（2）"让孩子在最配合的时候下课"。 如果孩子的配合力一直很弱，家长总是要花很大的精力让他（她）跟随指令，一旦他（她）有一会儿"特好"的表现（与之前相比），告诉他（她）"现在下课"是很聪明的强化手段。这样可以促使他（她）"悟"到"只要好好学习就可以不学了"。切忌，"他（她）现在好不容易配合了，我要多教一会儿。"——这是家长最容易出偏差的情况之一。因为这样会使

47

孩子"领悟"出：我越是配合，就越下不了课。

（3）"让孩子在最开心的时候下课"。这就是我们在"星星雨"常说的"要让孩子笑着走出去"。与前面一点很相似，如果孩子一直对学习反感，但你成功地让他（她）发生了兴趣，他（她）一下子变得很开心，与你的交往顺利起来，这时你可能会特别愿意享受这种气氛。但这里要提醒家长的是——"这是最好的下课时机"。你如果能做到让孩子每次都带着对上课的美好回忆结束一次学习／训练，离激发出他（她）的内在学习动机就不远了。

43 " 使用强化物时，经常容易出现哪些错误？ "

（1）食物强化使用太多，造成孩子对食物强化的依赖。

在接触个案中，我们发现有些孩子上课必须使用食物强化，没有食物强化，孩子就无法配合上课。如果真的出现这种情况，就要注意强化物的多样性，挖掘其他的强化物。

（2）不愿意使用食物强化。

有些人认为，使用食物强化好像是训小动物，从而不愿意使用食物强化。其实在训练初期，有些孩子需要使用食物强化。就像我们工作后，老板会给我们发工资一样，小时候取得好成绩父母会给我们买好吃的、好玩的或新衣服，道理实际上是一样的。每个人的生活中都需要物质强化。

（3）强化时只单独使用一级强化物，而不使用二级强化物。

当孩子做对时，教者什么也不说，拿起吃的放进孩子嘴里。也许有人说，说了"真棒"孩子也不理解。如果因此让我们剥夺了孩子享受夸奖的机会，那么他（她）将永远不会明白"真棒"的意义。

（4）强化变成了一种仪式，一种形式。

强化孩子时，面无表情，只是执行这一程序，没有个人感情色彩，这使得强化过程流于一种形式。要发自内心地夸奖孩子，要让孩子感受到快乐，那么首先我们自己就要快乐。

（5）强化变成了一种包袱。

有些家长强化孩子的时候比较机械，执行的"一成不变"，每个回合结束后都要加上一句"真棒"或者"做得很好"等强化语言。"强化"的最终状态是符合社会交往规则，不是所有的社会活动最后都会得到有形的"强化"，很多时候，强化的最终目标是为了不强化。

44 如何建立良好的教与学的关系？

如何才能更好地和孤独症儿童相处，这是每一位孤独症儿童的父母和想要成为孤独症儿童老师的人都要面对的问题。很多人首先会想到学习专业的方法，比如应用行为分析、结构化等，这些方法可以帮助我们打开和孩子沟通的大门。通过专业方法，可以和孩子一起做很多事情，比如玩耍、上课。那么在上课的过程中我们的角色定位是什么呢？是老板——命令的发出者（一个高高在上的权威）、是孩子的支持者（随时提供支援）、还是孩子的朋友（平等轻松一起做事情）？

专业技术在发展，人们也在不断地探索和总结经验教训。那我们来探讨老板式教学和以动机为导向的教学（表4）：

表4　老板式教学与以动机为导向的教学的优缺点对比

教学方式	优点	缺点
老板式教学	便于控制孩子，控制局面，获得自信和成就感，提高孩子跟随指令的能力。【例1】一个孩子没有配合学习意识，教者发指令"坐下"，然后辅助孩子坐下来，及时给予强化。通过这个过程塑造孩子听到指令做出正确反应的能力	更多的是强调作为老师的我们想要教孩子做什么，忽视孩子想要做什么，孩子的主动性差，很被动
以动机为导向的教学	强调观察了解孩子想干什么，对哪些内容感兴趣，以此作为出发点，介入教学。孩子主动性强。【例2】孩子喜欢糖，教者会以糖为内容，诱导孩子去说"糖"，感知糖，然后学会在想要糖时主动说糖	容易出现教者过于尊重孩子的意愿，完全被孩子牵着走，凡事顺着孩子，以至于丧失原则

通过表4我们发现两种教学方法各有利弊，在生活中，我们每个人都有时是老板，有时是员工，我们和孩子之间的关系也一样，但应该如何把握这之间的尺度呢？

一是教学过程中，我们要作为引导者，敏锐地观察到孩子的能力、兴趣、意愿、表达方式等，从孩子的动机出发设置目标，展开训练。这样可以最大化地调动孩子的学习兴趣，取得事半功倍的效果。

例如，我们教孩子说"包"，孩子没有反应，但去拿桌角上的"糖"。作为引导者，我们要很快地察觉到孩子这时想要的是"糖"，可以把目标调整为诱导孩子说"糖"。如果用心观察孩子的行为表现，你会发现孩子在告诉我们他（她）想要学什么，他（她）在哪些方面需要得到我们的帮助。

二是作为教者，不能因为孩子表达了自己的意愿就一味满足他（她），我们还有一个很重要的责任——**帮孩子建立行为尺度和准则。**

接着以吃糖为例，孩子已经学会了想吃糖时说"糖"，他（她）

今天已经吃了 10 块糖了，还要吃。这时我们需要告诉孩子吃糖多了，牙齿会坏，今天不能吃了。孩子可能会因此发脾气、哭闹。但这种情况下，我们就要温柔地坚持原则，虽然过程有些艰难。

45 "什么是辅助？辅助的方式有哪些？"

"辅助"是行为训练中一项非常重要的技巧，它不仅可以帮助孤独症儿童减少挫折感，更重要的是让孩子体验到与人合作并不是一件困难的事，减少面对他人时的心理压力。

辅助是强化得以实现的手段。辅助是一种附加的刺激，被使用在有意识引发正确反应（所期望的反应）时。帮助孩子在指令和反应之间建立联系，以保证儿童反应的正确性，使强化得以实现。

辅助包括以下 6 种方式：

（1）身体辅助： 通过接触孩子的身体，帮助他（她）完成正确反应行为。这种辅助也就是常说的"手把手教"。只是在训练中，视孩子所做的内容不同，接触孩子身体的部位不仅是手部，还可能是其他部位。

例如：

训练者："摸小狗熊。"

孩　子：没有去摸。

训练者：拿起孩子的手放在小狗熊上做摸的动作。"宝宝真棒！"

（2）动作示范： 通过示范指令的动作帮助孩子理解并完成。

例如：

训练者："拍拍手。"（只发出指令，不做动作）

孩　子：没有拍。

训练者：拍手。

孩　子：拍手。

训练者："宝宝真棒！"

（3）语言辅助：包括口语辅助和非口语辅助（图片、文字、符号）。

例如：

训练者："这是什么？"

孩　子：无反应。

训练者：（2秒以内）"汽车。"

孩　子："汽车。"

训练者："对了，真棒。"

（4）方位辅助：将刺激物放在孩子容易给出的正确反应的位置上。

（5）反差：改变刺激物与其他物品的反差程度，以诱导孩子做出正确反应。如大小、生疏/熟悉等。

（6）手势辅助：用手势或动作指、拍或碰刺激物，帮助孩子做出正确反应。

例如：

训练者："把碗放在盘子里。"

孩　子：拿起了碗，没有往盘子里放。

训练者：用手指一下盘子。

孩　子：把碗放到盘子里。

训练者："宝宝真棒！"

46 孩子不听话怎么办？

针对孤独症儿童的特点，不听话（专业术语"不听指令"）很普遍，因为本质性的交往障碍让他们表现为听而不闻、视而不见，"不听话"就变成很正常的事。那如何把"听话"这个很大的目标分解成具体的目标，帮助孩子慢慢建立听话的概念呢？

（1）我们是否很清楚想让他（她）做什么（专业词汇"目标清楚"）？

（2）想让他（她）做什么是否清楚地传达给他（她）[他（她）是否听见我们说了什么，他（她）是否听懂了]？

（3）他（她）是否知道什么反应是对的（也就是我们的预期标准是什么）？

（4）他（她）听话了，他（她）能得到什么？他（她）不听话结果又会怎么样（专业词汇"强化"）？

具备以上几点，孩子才有可能听话！

47 想让孩子配合家长学习，从哪儿开始？

我们在教孤独症儿童的过程中，常常会遇到如下的情况：一些孩子总喜欢手中拿着某种物品（依恋物），或经常只专注于玩弄手中的玩具（单一的固定行为）。如果此时我们想让孩子进行另外一项活动，就必须先让孩子放下手中的物品或停止玩弄手中的玩具。但在这个时候，孩子往往会对我们的指令充耳不闻，或有明确的拒绝执行指令的表示，若我们强行拿走他（她）的手持物或硬性制止他

（她）继续玩弄手中的玩具，孩子必定会大哭大闹，训练也不能顺利进行，分析孩子不肯交出手中的物品或不愿停止玩弄手中玩具的原因：

（1）孩子喜欢它，还想继续持有该物品或继续玩弄手中的玩具。

（2）孩子对索取物品的人不信任。

（3）孩子不具备交换意识。

想让孩子配合家长学习，关键在于建立孩子的交换意识。交换意识就是在训练中让孩子明白"我完成了训练者的要求后，就能得到我想要的强化物（物品或喜欢的活动）"。

我们在训练中应该如何帮助孩子建立交换意识呢？操作时可分为3个步骤：

（1）发指令，要求孩子把手中的物品给训练者或放在某个可以看见的地方。如孩子无反应、拒绝完成指令或反抗，这时训练者应遵循回合教学法的原则，先停顿，再重发指令，然后辅助完成，当孩子在训练者的辅助下完成要求后及时给予二级强化物（夸奖），最后停顿。

（2）完成步骤（1）后，训练者及时发出一个在孩子能力范围内、简单易行的指令，给孩子创造容易成功的指令。

（3）孩子完成指令后，训练者应及时给予强化。

反复以上的三部曲，循环多遍后，孩子通过自己的实践体验会逐渐明白：当我完成要求后，我还能得到我的"心爱之物"，进而我们慢慢地帮助孩子建立起对训练者的信任及交换意识，为训练的顺利进行和训练目标的达成创造有利条件。

48 "孩子做什么事情都需要家长陪着，不能独立怎么办？"

孤独症儿童特有的刻板行为，很容易造成他们对辅助的依赖。在听到指令后不主动做出反应[尽管他（她）能够做到]，而是等待他人的辅助。例如，有一位孤独症儿童在刚开始学写字时，妈妈手把手地教他，到后来，他只要一写字就要妈妈的手放在他的手背上，妈妈只要把手移开，他立刻就停止书写。所以，在运用辅助技巧的同时，还要注意到"辅助的消失"是一个不可忽视的操作环节。

如何消失辅助呢？

（1）**减弱辅助程度：**在辅助孩子完成一个动作时，训练人员一开始进行辅助时就要有"辅助逐渐消失"的准备。将各种辅助形式按照给予辅助的强度进行排列，每个孩子接受辅助的特点不同，排列顺序也有所不同。

操作举例（表5）：

表5　操作举例

第一回合	第二回合	第三回合	第四回合
训练者："坐下来。"孩子：没有坐。训练者：接触孩子的身体，帮助他坐下来。	训练者："坐下来。"孩子：没有坐。训练者：用手拍一下椅子，提示孩子坐下来。孩子：坐下了。训练者："宝宝真棒"	训练者："坐下来。"孩子：没有坐。训练者：指一下椅子。孩子：坐下来了。训练者："好，真棒！"	训练者："坐下"。孩子：坐下了。训练者："真棒！"

（2）**适时延长等待反应的时间：**多次辅助完成指令后，在下一个回合中适当延长等待的时间，等待时间不要超过 5 秒钟，避免孩子出现错误反应。

（3）**以保证正确反应为前提：**一旦发现辅助程度降低或辅助消失后，孩子不能完成正确反应，在下一个回合中要回到那个能够使他（她）做出正确反应的辅助方式上去。使孩子能够正确完成指令是关键。

辅助的目的是帮助孩子最终完成学习目标。因此在给予辅助后就要进行辅助的消失。即当孩子能够稳定地完成目标时，就应该消失辅助了。

49 "孩子今天学会了，明天又不会了，怎么办？"

我们经常碰到家长有如下抱怨：

（1）孩子昨天在家会，今天怎么上课就不会了？

（2）我家孩子我教他学会了，可是过几天又忘了，愁死我了？

（3）我家孩子学得可快了，教啥一会儿就学会，可是忘得也很快，怎么回事？

这些问题都涉及应用行为分析体系中一个非常重要的概念——巩固（maintenance）。孤独症儿童建立的行为需要巩固才能持续下去，并在他（她）今后的社区生活中发挥作用。研究表明：如果仅仅依靠强化训练，孤独症儿童习得的行为 / 能力会完全消失。那么，如何巩固呢？

首先是"泛化"（generalization）。泛化是巩固的关键，目的是让孤独症儿童在训练课上建立的行为能够在课外的社区生活中表现出来。泛化是孤独症儿童社会适应力提高的体现。

（1）强化方案的"正常化"。强化方式要逐渐转换为在普通环境中常有的形式。

（2）建立功能性行为是核心：学习的行为和能力有实用性。

（3）将学会的技能与新课题的学习结合起来。

（4）"上课"和"下课"后原则一致（因此让孩子身边的人意见和行为统一是关键）。

50　孩子为什么只听老师的，不听家长的？

我们经常碰到家长问如下的问题：

（1）孩子为什么只听老师的，不听家长的？

（2）为什么孩子听我的，不听他爸的？

（3）我用的家里那套场所卡片教他，他都会，怎么在老师那儿换了一套场所卡片他就不会了呢？

这些问题都涉及应用行为分析体系中一个非常重要的概念——泛化。泛化是在特定的环境中学会的技能，在其他的环境中也能使用。孤独症儿童一般都有"泛化"的障碍，表现为：在特定的情境下学会的技能只能在特定的情境中使用。只有泛化成功，一个行为才是真正建立起来了。

如何做好泛化呢？变化是关键。

（1）场所的变化。在一个地方学会了，变换地方后仍然能够表现出来。

（2）人员的变化。跟老师学会了，要换妈妈教同样的内容孩子也可以做出来。

（3）材料的变化。用特定的一个小汽车认识了汽车，换其他的汽车孩子听到拿汽车,也能把汽车拿出来。

(4)课题类型的变化。比如孩子学了通过分享食物认识家人,现在可以学习在照片上指认哪个是爸爸、哪个是奶奶。

51 孩子在桌面上学会了,在生活中不会用怎么办?

我们有时会碰到家长问:"孩子在桌面一对一学会了,可是在生活中不会用。"

如何学以致用呢?

(1)孩子学会的语言有助于其在日常生活中进行有效的交流。

【例1】孩子学会仿说两三个字的词语,那么我们就要引导孩子使用词语去主动表达需求、意愿、拒绝、求助。如当孩子不想要某物时,每次都推开。我们可以引导孩子说"我不要"。当孩子不会做时,可以引导孩子说"帮帮我"。如孩子想要饼干时说"饼干",然后就可以得到饼干。

(2)孩子学会的技能有助于其解决日常生活中的问题。

【例2】孩子学会了相同物品配对,那么日常生活中可以让孩子吃完饭后把碗收在一起,把盘子收在一起,帮助大人做饭后收拾;玩玩具后把一样的玩具收在一起;收拾衣服时把衣服放一起、袜子放一起等。

【例3】孩子学会模仿大人动作后,可以在生活中跟随模仿洗手、洗脸、刷牙、穿衣服、刷卡坐车、做操、购物、看电影等。

(3)孩子学会的行为能够替代其异常行为(有同样的功效)。

【例4】有个小男孩，看见认识的人时妈妈会要求他打招呼，他总是向对方吐口水。后来在老师的引导下，每次他进老师办公室，老师马上向其示范说："老师好"，慢慢孩子学会了跟老师说："老师好"，见到老师孩子吐口水的行为就在减少。孩子学会了正确的打招呼的方式，不适当行为就慢慢减少了。

52 如何吸引和改善孩子的注意力？

家长常有的困惑：

"老师，我的孩子在上课的时候就是注意力不集中，我让他看什么他都不看。你说我怎样才能让孩子跟我上课？用什么方法可以吸引和提高孩子的注意力？"

我们所接触的孤独症儿童家长中，有95%以上的家长都会问老师关于孩子注意力的问题，而且都希望老师能够传授快速提高孩子注意力的绝招。

虽然孩子注意力不易集中是因为障碍（孤独症）而导致的表现，但是孩子注意力不易集中的行为还是可以改变的，我们通过应用行为分析方法来提高孩子的注意力。

我们在对孩子进行教育训练之前首先要了解和客观地认识孤独症儿童的障碍特征及其症状表现，做到用平和的心态去面对孩子及其所表现的各种"怪异"行为。这样，我们的训练才能取得更好的效果，辅导者（家长和老师）才能真正做到有效地帮助孩子。

细心体会，避免错误的做法。孩子不能按要求注视某个人或物品的时候，通过扳孩子头的方式让孩子看，这是没有应用行为分析专业技能的家长/辅导者最常用的一种方式。从孩子感受角度来分析，这种做法容易引起逆反心理，让孩子有不愉快的体验，不但不能帮助孩子提高注意力，而且还有很多弊端，正确的方法和建议是：

（1）控制视线范围。具体做法：辅导者发出指令："看——"，发出指令后及时用双手挡在孩子眼睛的左右两边，旨在挡住孩子眼睛的余光（但不要和孩子发出身体接触），让孩子朝辅导者所期望的方向看。孩子做出正确反应后，要及时给予强化。

（2）选择刺激物，用声音诱导。具体做法：辅导者发出指令："看——"，然后及时让手中的物品发出声音（特别选择有声音的刺激物）吸引孩子的注意力。孩子做出正确反应后，要给予及时地强化，并说明原因。

（3）目标转换，降低难度。具体做法：孩子不能按辅导者的要求看，应该根据回合式操作教学法（discrete trial teaching，DTT）的原则停顿。在第二个回合可以将指令转换为"拿——""放——"或"指——"的可操作性指令。在孩子完成指令的过程中，辅导者一定要确定孩子先【看】了以后，才让孩子成功。孩子做出正确反应后，要及时给予有效的强化，并要说明原因："你看着拿/放/指——，所以我奖励你——"。孩子如果眼睛不【看】着做是不能成功的，只有【看】着做才可以得到奖励。

（4）创造容易【看到】的机会。具体做法：辅导者发出指令："看——"，然后及时让物品或将自己的脸出现在孩子面前，为孩子创造容易成功的机会。孩子做出正确反应后，要及时给予强化，并说明原因，让孩子在正确反应【看】和结果（得到奖励）之间建立联系，明白按要求【看】了之后就可以得到奖励。

以上列举的 4 种方法在训练中被经常使用，有时使用其中一种方法就能取得很好的效果，有时却需要同时使用两种或两种以上的方法才能吸引孩子的注意力，辅导者在训练中需要根据孩子的学习特点及配合情况选择有效的方法。

53 " 塑造法在生活和教学中如何运用？ "

许多的课题和行为，往往需要一段时间的学习才能掌握。如果我们要等到孩子的反应百分之百地达到我们的要求后再给予强化，恐怕我们无法找到强化的机会，更谈不上通过强化让孩子建立起这个行为了。

那么遇到这种情况时，我们怎么才能将训练有效地继续下去呢？这时就需要运用塑造法了，下面介绍一些运用塑造法的经验和体会与大家分享。

在运用塑造法时，我们首先要确定的是一个目标行为的终点，也就是希望孩子最终能完成一件什么事情。确定这个终点的重要意义在于：目标行为的终点应是孩子通过学习后能够达到和实现的。它为我们对孩子在每一个回合中的反应做出正确与否的判断提供了标准。

接下来，可以将孩子完成这个课题的程度分成不同的阶段，这些阶段之间的关系就像楼梯一样，一步步地逐渐接近，直至达到最终目标。

要对孩子在每个回合中做出的反应有准确、迅速的判断（是否比上一次更接近目标）并做出反应（如果是就立即给予强化）。通过对小步骤进行强化，一步步接近终点，最终达到让孩子掌握课题、做出标准反应的目的，目标行为的建立就实现了。

目标行为的终点是更高一层行为的起点和环节之一。

【操作举例：搭积木】

最终的目标——将桌上的几块积木叠放搭高。

标准反应——听到"搭积木"的指令后，用手拿起一块积木，将它放在另一块的上面，再拿下一块继续搭放。

操作回合（表 6）：

表 6　操作回合

指令	行为（孩子的反应）	结果（教师的反应）	分析
搭积木	拿起积木 A	给予强化	接近最终目标
搭积木	将积木 A 放在积木 B 上	给予强化	接近最终目标
搭积木	拿起积木 C	给予强化	接近最终目标
搭积木	将积木 C 放在积木 D 上	不给予强化	远离最终目标
搭积木	将积木 C 放在积木 A 上	给予强化	接近最终目标
搭积木	将积木 D 拿起	给予强化	接近最终目标
搭积木	将积木 D 放在积木 C 上	给予强化	接近最终目标
搭积木	将积木 A/B/C/D 搭在一起	立刻给予强化	达到最终目标

通过一系列的回合操作和强化过程，最终塑造了孩子搭积木的行为。强化是塑造法在应用过程总的精髓所在，一个行为是否能够被塑造主要由强化来决定。得到强化则该行为继续出现和增强，反之该行为则减弱或消失。

54 如何在生活中把握训练的机会？

家长可以在日常生活的每一天中找到许多训练孩子的机会，可以说最有效的训练就是分散在生活的点滴之中实现的，相反，如果仅依赖到专业人员那里接受几个小时训练，或在家里安排几个训练时段，是达不到最佳效果的。因为孤独症儿童障碍的特点表现在社会交往方面，而孩子的社会交往活动并不会因为训练课的结束而结束。在欧美等发达国家和地区，残障儿童的专业服务较为普及，但在训练孤独症儿童中，家长的参与也已日益受到专家的关注，越来越提倡和强调在日常生活中寻找机会。

（1）抓住向孩子提出要求的时机：在孩子起床、穿衣、洗漱、上厕所、吃饭、出门、坐公共汽车等活动中，要求孩子的行为贴近及符合规范就是训练的内容。

［穿衣服］——能自己穿吗？ 能自己分辨前后、反正吗？ 能分辨自己和他人的衣物吗？

［吃饭］——能自己吃吗？能坐在餐桌旁吃吗？能不挑食吗？吃完饭能收拾碗筷吗？

［上厕所］——能自己完成吗？能选择正确的排便地点吗？能在穿好裤子之后再走出厕所吗？

［坐公共汽车］——能按顺序上、下车吗？知道坐公共汽车要买票吗？知道车票不能丢掉吗？

［去商场］——知道先交钱才能打开饮料吗？知道把钱交给谁吗？

［在朋友家］——知道别人的东西不能随便拿吗？想拿东西吃喝时知道问谁吗？

（2）抓住孩子有要求的时机：当孩子想要拿什么、吃什么、喝什么、做什么时，家长首先要把握此时此地是否应该满足他（她）的要求。如果应该满足他（她）的要求，就要循序渐进地要求孩子的行为符合规范；如果不应该满足他（她）的要求，就要告诉孩子为什么，并对他（她）提出反要求，即他（她）应该先做什么，然后才能满足他（她）的要求。在这种情况下，孩子提出的要求［即他（她）想要什么］实际上就是强化物，而反要求就是指令的开始。

日常训练孩子的原则可以归纳为：随时随地、因势利导、
坚持原则、循序渐进。

 ## 训练如何生活化？

2007年10月8日，我们代表北京星星雨教育研究所前往美国的姊妹学校——"心灵之春"访问学习。此次美国之行真正让人打开了眼界，看到了什么是尊重、接纳和生活化的训练。在那里，无论孩子的能力有多弱，都有享受生活和参与活动的权利，去动物园玩、去麦当劳吃饭、去超市买自己喜欢的东西，还可以去为其他有需要的人服务！所有的孩子都在力所能及的范围内、在正常的活动里亲身感受生活并从中得到训练。

生活化的训练很重要。不是只在教室里坐在小桌子旁的一对一练习才叫训练，所有在教室里的训练都是在为生活打基础，训练和生活是不能分开的。训练只有应用到生活中才有意义！我们应该利用生活中所有的机会和条件，最好从孩子小时候就开始训练自立的能力，这样等孩子长大了才会让家长减轻负担。

超市购物是基本的生活技能，孩子能学会购物是件好事。有很多家长因为孩子到了超市太难管束，就从来不带孩子去买东西。怎么做呢？其实如果我们有心并能理解和接纳孩子的特点，我们就能找到孩子自己能做的事。我们就以不抢东西为首要目标从坐在桌子旁一对一开始对他（她）进行训练，逐步应用到生活中，只要他（她）不乱拿东西了，训练就成功了，从而进行下一步的训练，孩子也没有脱离社区生活。

56 如何陪伴孩子顺利度过青春期？

孤独症患者因为自身的障碍导致无法正确表达自己的情感，不会用正确的交往方式与异性交往，所以容易导致种种问题的发生。为了尽量避免问题的发生，我们在日常生活中应该注意以下要点：

（1）不能触摸别人的隐私部位，包括父母。

（2）培养孩子的自我保护能力，不让别人看或触摸自己的隐私部位。

（3）建立孩子的羞耻感。

（4）孩子要在适当的年龄和父母分床/分房间睡觉。

（5）提高孩子的语言理解能力，帮助孩子更好地理解交往规则。

（6）提高孩子的语言表达能力和社会交往能力，教会孩子用正确的方式与人交往。

虽然处于青春期的孤独症患者会给我们提出种种挑战，但是我们也不要放大孤独症患者的青春期问题。少年孤独症患者在青春期出现的各种变化是青春期生理、心理发展的必然结果，是孩子在成长过程中的正常表现。如果你的孩子有类似的"问题"，作为家长应该保持平和的心态，用积极的态度、科学的知识、正确的方法引导孩子。

我们在陪伴孩子度过青春期的过程中，要做到以下几点：

（1）了解青春期给孩子带来的各种生理和心理的变化，与孩子共同面对各种变化所带来的结果。

（2）尊重孩子的特点，不论在孩子成长过程中的任何时期。我们只有在尊重孩子特点的基础上才能更好地与孩子共同生活，使孩子保持良好的情绪。

（3）安排好孩子每天的生活流程，不要随意打乱孩子的生活秩序，保证孩子在安心的状态中学习和生活。

（4）根据孩子的特点设计和建立有效的沟通体系（例如，教无口语的孤独症孩子使用图片交流系统与人沟通），增强孩子的沟通能力，尽量减少因为沟通不畅给孩子带来的不安。

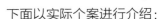

57）" 如何帮助孤独症少女学会自我护理？"

下面以实际个案进行介绍：

2007 年 3 月 5 日我们招收的女生开始到养护训练部接受训练。我们通过测评和观察了解了孩子的能力和身体发育状况，通过周五的工作例会让所有工作人员参与讨论，为她制订个别训练计划。我们根据她的身体发育情况为其制订了青春期自我护理能力的训练计划：

1）月经来潮前的训练准备

目标分解：

（1）接受卫生护垫 / 卫生巾；

（2）独立使用卫生护垫 / 卫生巾；

（3）更换卫生护垫 / 卫生巾。

2）初次月经来潮时的训练

2007 年 10 月 22 日孩子初次月经来潮。由于我们在孩子初次月经来潮之前做了大量的、系统的前期训练，所以孩子比较顺利地经历了初次月经来潮。但还是遇到挑战：

（1）月经来潮时她不知道主动使用卫生巾。

（2）她不知道何时应该更换。

（3）她夜晚睡觉把内裤、睡裤和被褥都弄脏了。

3）每月月经来潮时的训练

4）注意事项

（1）性教育越早开展越好。

（2）细心观察孩子的生理变化，提前做好青春期的自我护理能力训练。

（3）只能在卫生间更换卫生巾。

（4）训练只能由女工作人员（或母亲）进行。

（5）细心观察孩子的情绪和行为的变化。

第四章

问题行为

58 "当孩子发生行为问题想要获得关注时，你真的做到忽视了吗？"

每学期评估期间常能碰到一些父母，他们进入测评室紧张地和我们说："老师，给您一些孩子喜欢的吃的，要不他会闹，不上课。"还有的家长直接和我们说："老师，您对他厉害点，他就和您学。"

【个案分享】小女孩，4 岁，当妈妈和爸爸带她走进测评室时她很高兴，在指令要求和辅助下乖巧地坐在椅子上，可没坐 2 分钟，她便开始要站起来抢玩具箱的东西，我立刻拿起她想要的玩具，发出指令要求她坐下，她开始直着身体不坐，我坚持辅助她坐下时，她开始大哭大闹，并把脸转向妈妈一边，伸手向妈妈求助。

我要求妈妈和爸爸先出去，当妈妈和爸爸出去时，她躺在地上一边使劲用脚蹬地一边哭得更厉害，这时我们都离开她，把脸转向一边。她发现我们不理她，开始把脚上的鞋脱掉，后来又把袜子脱掉。哭了 5 分钟，她爬了起来，边哭边向门口方向爬去，又从门口爬向教室的另一端，爬了四五个来回，看我们没有人理她，她站了起来，边哭边往桌子上爬，被我堵到桌子旁边没有爬上去。她转身哭得更厉害，边哭边跳，又过去 10 分钟，她慢慢地安静了。我们异口同声地说："真棒，好孩子！"后来我们要求她坐回椅子上，奖励她要的那个玩具，继续进行评估。从开始哭到安静下来用了 20 分钟，我们成功了。

从上面的例子来看，我们能成功解决问题的关键在于我们坚持不懈，不管孩子怎么闹，我们一定要温柔地坚持，彻底地忽视，辅助与强化相结合运用。

总结我们的做法，可以归纳为：

1）原则

（1）先让孩子适应学校的环境，建立一个让孩子放松的环境，做一点他（她）很容易完成的课题，夸奖孩子。

（2）重新建立学习的兴趣，让孩子愉快地学习。

（3）当孩子有自伤行为时，先做好安全保证，不要看他（她），不要跟他（她）说太多的话，直到他（她）安静下来。

2）重点

（1）当孩子大发脾气（不配合）时，家长保持安静（不要说太多的话），表情平静，温柔地坚持。

（2）彻底忽视（包括动作、声音、眼神和家里的其他人等），直到孩子安静、配合。

（3）及时辅助并给予强化，在训练过程中，当孩子开始不配合，及时调整训练目标后，给予适当的辅助（让孩子很容易成功）并及时强化。

"忽视"是应用行为分析中的一种消除不适当行为的方法，很多家长都知道，但运用起来就不能很好地把握，也能用"忽视"，但做不到彻底地"忽视"，家长往往会心疼孩子或者发泄自己的情绪使"忽视"不能成功。

59 关注孩子的休闲生活很重要吗？

和孤独症孩子相处的几年里，在积累很多教学经验的同时我们也开始思考另外一个问题：怎么去丰富孤独症孩子的业余生活？

曾经有这样一个孩子，3岁，有简单的语言但发音不清楚，你总会发现他在对着你说什么但又听不清，有时他自己好像是在唱歌可也听不清在唱什么，而且他喜欢和家人玩藏猫猫的游戏，喜欢看妈妈给爸爸上课。针对孩子的这些行为，家长总问我们："老师，你觉得这是好事吗？"

大家都知道 3~6 岁是干预孩子的最佳时期，所以很多家长都在这期间使劲地教孩子认知、模仿、语言甚至是学业，但是忽略了孩子对周围的探索，对休闲生活的需求，尤其是对于那些有一些交往能力和观察能力的孩子。

当你的孩子静静地躺在床上或坐在一个角落里时你就要想到：他（她）是不是想做点什么呢？这时你可以尝试着把你有的玩具或可以玩的物品全部都拿出来放在孩子面前，如果他（她）看了某个玩具一眼甚至是把某一个玩具拿起来了，那你就要及时地夸奖他（她），然后引导他（她）和你一起玩玩具。但值得注意的是："引导"不是"强迫"，"一起玩"不是"你主导"。

当你发现你的孩子嘴里好像是在哼歌时，那你就试着给他（她）一个有音乐的环境，你可以试着先轻轻地跟着音乐小声唱，然后试着让孩子模仿你。

当你的孩子开始模仿周围人的一些动作时，说明他（她）有很强的探索意愿，那么你就要尽可能地给他（她）创造一个有意义的集体环境，从而让孩子能够从中模仿那些有意义的行为。

当你的孩子很喜欢周围人之间的活动，例如上面提到的喜欢看妈妈给爸爸上课，或有的小朋友会模拟上课的形式，这也许说明，在孩子眼里上课已经是一种游戏活动了，那么你就要尝试着教孩子一些简单的互动游戏来满足他（她）的需求。

孤独症孩子是最不会处理安排自己的闲暇时间的，所以当他（她）没事干的时候也许是静静地坐着，也许是自己"发明"玩法，如看手、自言自语、反复做一件事等，而往往他们做的事情是家长们看不习惯、不能接受的，所以就会单纯地去制止。孩子也是有需求的，只是他（她）脑子里不像我们有那么多的事情可以打发，所以面对孩子的这个时间段应该去观察孩子的兴趣，试着去了解他（她）的想法，而不是抱怨他（她）怎么又出现了一个毛病，或是天天在想他（她）这样是好事还是坏事。

60 当孩子出现一个问题时，我们该从哪个角度入手？

当孩子出现一个让家长头疼的问题时，家长总爱问"老师他吐口水，怎么办？""老师，他打人怎么办？""老师他啥都懂，就是不说话怎么办？""老师，他就是脾气大，想干吗就干吗。"

每当这时，老师首先都会耐心地从多个角度引导家长回答问题。孩子在什么情况下会打人？他都打谁？打得重吗？每次打人后你们是怎么做的？这是从行为 ABC[①] 的角度，收集跟行为有关的信息。

其次，老师还会从沟通的角度收集孩子的信息。孩子的语言怎么样，是仿说，还是没有口语，还是能用句子表达？孩子目前用什么方式去沟通，动作、语言还是行为？

最后，老师还会从认知的角度询问家长。孩子目前认知理解怎么样？

---

① ABC：是功能性行为评估中描述性评估里的一种直接性的行为观察。A（Antecedent），前事，是指行为发生之前所发生的事情，在做前事描述时要明确地描述地点、人物和活动。B（Behavior），行为，即行为者的所作所为（具体的表现）。C（Consequence），结果，行为发生之后的后果。在做后果描述时要明确地描述行为者得到什么、逃避什么、周围的人们（老师/家长/其他孩子等）在做什么、周围人们的反应是什么。

只有综合以上三方面的信息，我们对孩子的整体情况才有一个相对清晰的了解，才能找到孩子出现问题的前因后果，才知道是表达不畅导致的问题还是听不懂出现的问题。

61 "如何帮助孤独症孩子学习适当行为？①"

经常听到家长们说："我用来教育其他孩子的方法对我的孤独症孩子没有用，他好像不理解""她不表现出懊悔""他不调整他的反应"，等等。在美国，专业人士会建议家长去请教行为管理的专家。

理解孤独症孩子的行为是非常困难的，让一个孤独症孩子的行为符合常规是一件非常有挑战的事。

尽管很难理解你的孩子的行为，但是要记住你是最了解你的孩子的人。

什么是行为管理？

行为管理是增加或减少行为的一个系统的方法，它包括怎样去教孩子有恰当的行为。有时我们会不知不觉中让孩子模仿一个我们并不喜欢的行为；有时我们也会忽略掉孩子表现出来的我们期望的行为。

1）什么因素影响了孤独症孩子发展他们的行为或者缺少适当的行为？

部分因素是孤独症孩子本身的障碍。每个人在接触孤独症孩子的时候都要理解这一点。

（1）孤独症的障碍。

---

① 根据南希·达瑞波（Nancy Dalrymple）在"星星雨"成立 10 周年研讨会上的专题讲座内容整理。

（2）除了孤独症障碍之外其他影响孩子行为发展的因素。

- （周围的人）不理解孩子的问题。

- **矛盾**：周围出现的不同规则和方法，以及时间、地点、人物的变化使孤独症孩子更加困惑，因为他们喜欢具体的、特别统一的规则和期望。

- **乱的、没秩序的环境**：太多的移动物体、混乱、大声的音乐、吵闹等对孤独症孩子都是一种负担，他们不能筛选刺激物或者将注意力集中在相关的刺激物上。

- **变化**：新的鞋、小汽车、吃饭的碗，重新布置的家具，走不同的路线，衣服上的脏点，其他人走进屋子里以及其他各种变化都会使孤独症孩子感到不舒服。

- **惩罚的方法**：孤独症孩子经常不能把行为和行为的结果联系起来。大部分孤独症孩子在停止一个他们喜欢的行为上没有自我控制能力，因此必须教他们用一个适当的行为来代替这个不适当的行为。而仅用惩罚的方法"控制"他们的行为通常会使孩子减弱对外部的信任和依靠。

2）什么样的保护因素可以用来支持积极行为的发展？

训练、发展和扩大孩子的能力、兴趣和选择，在孩子能够增强这个能力的时候就开始，花必要的时间帮助孩子习惯新的环境和活动，鼓励孩子参加同龄孩子以及他们家庭的活动。

帮助孩子学会行为举止的指导性建议：

（1）确定你想让孩子怎样做，你的困难是什么？

（2）对于孩子的安全，什么样的行为是绝对重要的？

（3）在家里什么样的行为是重要的？

（4）在和同龄孩子交往时需要什么样的行为？

（5）参加家庭活动时需要什么样的行为？

（6）在社区和学校需要什么样的行为？

（7）什么样的行为对孩子的学习会有帮助？

（8）什么样的行为会让孩子自我感觉很好？

3）如何知道你的孩子应该学习什么样的规则？

通过以下问题，可以帮助你找到线索：这些规则总是适用的吗？这些规则会因为不同的环境和人而变化吗？它们会因为有人拜访或其他孩子的到来而变化吗？它们是具体的和特别的吗？你的孩子理解这些规则吗？

（1）确定你想让孩子用积极的方式去做什么？

（2）在预先设想到因果影响后教孩子，而不是在出现问题结果之后再教。

（3）尽量从孩子的角度领会到他（她）的行为意义。

（4）强化孩子，激发孩子用我们教他（她）的我们可以接受的行为。

（5）利用孩子有需求的项目来教孩子。

62 什么是功能性行为分析？[①]

通过从孩子的角度来研究行为，更好地理解该行为的作用或目的，以便于我们可以知道该教孩子做什么来替代他们的一些行为。

这个方法可以适用于我们想要他们减少的几乎任何行为，而不仅仅针对极端的异常行为。事实上，这个方法也可以用于我们希望他们增加的行为，然后我们可以领会到如何教孩子去做更多的此类

---

① 根据南希·达瑞波在"星星雨"成立10周年研讨会上的专题讲座内容整理。

行为，并且分析出这些行为发生频率较低的原因。

对行为进行功能性分析的步骤：

（1）通过行为方式（看得见的和可衡量的）识别行为。

（2）通过交谈、观察和记录行为来收集信息。

（3）记录行为发生之前的动作和事件——前因（直接的和延后的）。

（4）根据现有的信息提出关于模仿和预测的假说，即我们认为孩子重复这些行为的原因是什么。

（5）通过处理预测变量并观察结果来检验这个假说。

（6）对所做的假说给予肯定或否定（因为一些行为的发生是由于一系列的原因）。

（7）确定孩子做出此行为的作用/目的。

（8）设计行为指导方案。识别出可以作为目标行为的替换动作，并设计教授这些动作的方法。

（9）设计行为管理计划——适当行为的强化方案并纠正错误行为的方法。

（10）收集数据、图表进展，并设定时间框架来分析。

（11）根据分析数据的结果修改或继续行为干预方案。

63 孩子出现自伤行为怎么办？ [①]

自伤行为是一种存在于发育障碍者人群之中的明显症状。常见

---

① 摘译自斯蒂芬·M. 埃德尔森（Stephen M. Edelson）的《自残行为的认识与处理》（ *Understanding and Treating Self-Injurious Behavior* ）（http://www.autism.org/Issues），志愿者肖萌翻译。

形式包括：撞头、咬手，过度摩擦和抓挠身体。自伤行为是由多种原因造成的，包括生化、社会环境等因素，出现自伤行为时，首先需要"记录数据，分析行为的功能"。

为了详细描述孩子的自伤行为，探索行为与生理、社会环境之间潜在的因果关系，需要进行数据的记录，做相关的行为功能分析。包括如下项目：观察人群；自伤行为发生之前、之后和过程中具体的表现；行为发生时间和地点。获得的相关信息可望解释自伤行为的原因。

在数据收集之前，定义所分析的具体行为十分重要。被记录分析的应为一种具体行为（例如咬手腕），而不是一类行为（如自伤）。如将几种具体自伤行动归为一个大类，会对每种行为的不同起因分析造成困难。例如一个孩子的自伤行为包括咬手腕和过度抓挠身体，而这两种行为很可能是由不同原因造成的。前者可能是灰心沮丧的反应，后者则可能是自我刺激的一种手段。

在数据收集过程之中，自伤行为的显著特点应予以记录，例如发生频率、行为持续时间、严重程度。患者所处的客观和社会环境情况也应记录。客观环境项目包括：背景（教室、食堂、操场）；光线（自然光、白炽光）；声音。同时记录环境中其他人的姓名或代号，例如教师、父母、工作人员、访问者、其他学生。记录的其他要素还包括每天具体时间和每周具体时间。自伤行为的原因：

A. 生理原因

B. 感知觉异常的原因

C. 情绪原因——灰心沮丧

D. 社会原因

（1）交流/沟通障碍：自伤行为往往和交流出现问题相关。如果某人的理解接受能力、语言表达能力很差，就可能导致沮丧，甚至升级为自伤行为。

（2）过度的社会关注：大量研究着眼于自伤行为的社会偶然性。洛瓦斯和他的同事通过控制此类行为的社会结果达到了控制自伤行为发生频率的目的。本质上讲，对此类行为的明显关注会助长它的发生频率（产生强化作用），而对它进行忽视则可以降低发生频率（减退消除）。

（3）索取物品的手段：自伤行为产生的另外一个原因是为了获得某个东西。如果他们提出了要某物但是没有得到，那么他们就会实施自伤行为。并且，如果他们得到了渴望的东西，此类行为就会被"积极强化"。

（4）回避/逃避：有些患者的自伤行为是为了躲避或逃离他们所厌恶的社会事件。他们可能在社交活动开始之前实施自伤，可以借此躲开这些事件。或者，在社交活动开始之后，他们同样可以借助自伤来逃避或者停止这些活动。

所以，理解自伤行为的不同原因是很重要的。同一自伤行为可能会有不同功能。例如，一个患者在无法交流和要求未被满足时可能都会咬手腕。我们需要认识到，行为，即使是自伤行为，在大多数情况下也是可以控制的。

64 孩子出现问题行为怎么办？

经常听到很多家长说："我的孩子有很多问题行为，为什么？该怎么办？太愁人了。"

每一个人的行为都和周围的环境、人有关系，但无论什么样行为的出现都有它的原因。应用行为分析理论指出："影响行为改变的因素有环境和人"，如果要改变人的行为需要有以下几个步骤：

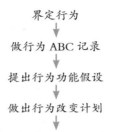

界定行为

做行为 ABC 记录

提出行为功能假设

做出行为改变计划

再记录，再分析（不断回顾调整改变计划）

每一个孩子、每一种行为在不同的环境和人面前都有不同的表现，行为的功能不同，处理的方式也就不尽相同，但我们总结行为的功能有以下 4 种：

- 回避 / 逃避；
- 吸引别人的注意力；
- 自我满足；
- 感觉强迫。

如果我们面对孤独症孩子的各种行为，能用科学的思维方法去观察、分析，很多孤独症孩子的行为问题都将会减少或者消失，更不会因为我们处理不当造成更加严重的问题行为。以下关于问题行为的一些建议供大家参考：

- 孩子的不适当行为很多，并且表现严重，一定要做行为 ABC 记录，再做分析。
- 千万不能用暴力手段对待孩子的不适当行为，以免对孩子造成二次伤害。
- 行为功能假设后，使用矫正方法时，一定要坚持 1~2 周，随时进行再观察记录分析。

- 对孩子的不适当行为做出矫正计划并开始实施后，孩子的不适当行为出现高峰期——孩子的行为更厉害，这会让人怀疑方法错了，其实孩子的行为正在慢慢地消退，这是一个人行为改变的过程，所以千万坚持！不要着急！否则适得其反！

- 真正理解孩子，也需要接受孩子的一些异常行为，如孩子出现的一些不适当的自我刺激行为。家长可以温柔地采用一些替代行为，例如：有的孩子总喜欢玩自己的手，那么家长就可以找一些可以放在手里面玩的小玩具，如魔方、小汽车等替代孩子仅仅玩弄手指的异常行为。

- 如果孩子的问题行为很多，我们就要给问题行为排序，取重避轻，各个击破。

65 "孩子自言自语怎么办？"

在日常评估和教学过程中常常被家长问道："孩子经常自言自语怎么办？"很多孩子都有自言自语的行为，但出现这种行为的原因各异。作为家长不应该一味着急、制止或漠视，而是要做行为观察和分析行为背后的原因，并帮助孩子减少这些行为的发生。

第一，有的孩子自言自语是一种内部语言，仔细倾听他（她）好像在边玩边自语儿歌或者自语自己正在做的事，他（她）可能在回忆、整理。

第二，有的孩子自言自语是伴随捂耳朵，他（她）很可能不想听自己不喜欢的声音，通过自语逃避不喜欢的声音。

第三，有的孩子自言自语是很无聊的一种声音刺激。

第四，有的孩子自言自语是习惯耳边不断有声音刺激（日常家长经常给孩子放儿歌、唐诗），一旦没有声音他（她）就会自己制造声音出来。

结合以上分析，我们可以从下面几个方面入手：

首先，如果不想让孩子自言自语，平常的环境就要动静结合，避免过度使用音乐、儿歌等声音给孩子打发时间，以至于孩子形成对声音的一种依赖，没有声音就自己制造。

其次，当孩子无聊自言自语时，就要告诉孩子现在应该做什么。要求孩子保持安静做事或者玩玩具。

最后，当孩子自言自语时，可以让孩子说有用的功能性语言如：我想——，我不喜欢——，我需要帮忙等。

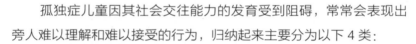

66 孤独症儿童的问题行为主要有哪些？

孤独症儿童因其社会交往能力的发育受到阻碍，常常会表现出旁人难以理解和难以接受的行为，归纳起来主要分为以下 4 类：

1）自我刺激行为：特征之一是手部或身体其他部位出现重复刻板的动作，如摆手、摇晃身体、玩手指、拍手、用脚尖走路、无目的地跑来跑去。特征之二是用奇特的方式对待物品，如重复地触摸、拍打、摩擦或用嘴唇碰触、用舌头舔，等等。

发生这些行为时往往并没有明显的环境诱因，通常和外界刺激没有关系，是因为内在刺激而反应出来的。换句话说，是孤独症儿童因内在生理需求而寻找刺激的表现。依不同感觉器官得到的刺激进行分类，可以细分为如下行为：

（1）视觉刺激行为：表现为头部或眼睛的重复、固定动作，如将手及某种物品反复在视觉范围内晃动，旋转自己的身体或盯住旋转的物品看。

（2）听觉刺激行为：表现为重复固定地制造出某种声音，如拍打物品、开关录音机或电视机；玩弄自己的声音，如重复无意义的语言、发出噪声、无端地笑、尖叫或喊叫等。

（3）味觉刺激行为：表现为将不能吃的东西放在嘴里嚼、舔某些东西，如自己的衣服、手指或身体某个部位，玩口水等。

（4）嗅觉刺激行为：表现为固执地闻周围的某种物体，闻手中的物品，闻身边的人等。

2）暴躁性行为：暴躁性行为的特征是制造麻烦，以吸引别人的注意。

（1）常见行为表现：大声叫喊、哭闹、呜咽、抽泣、跺脚，有的孩子也会让自己突然摔倒在地。

（2）攻击行为：用手、脚或头部攻击周围的人，骂人或说难听的话，或用虐待无生命物体的方式发泄他（她）的情绪，有时身体呈紧张状。

（3）自我伤害行为：击打自己、咬自己、踢自己、撞头、撕扯自己、抓伤自己等，直接或间接对自己身体造成伤害。

3）抗拒性行为：特征之一是拒绝做出与指令相符的事情，如拒绝完成有能力做的事、拒绝回答能够回答的问题、拒绝说出能够说的话，等等。特征之二是做出与指令完全相逆的事，表现为除了正确的反应之外，什么错误的反应都可能做出来，如不去厕所、偏要当众撒尿等。有的孩子面对称赞和责备都无动于衷，实际上却在察言观色，欣赏家人束手无策的表情。这是由于外界不适当的赏罚刺激造成的负面效果。

4）其他问题行为：如故做呕吐行为、强迫性行为、厕所不适应行为、吃饭不适应行为等。要想消减孤独症儿童的这些问题行为，首先要学会分辨各种不同的问题行为的原因和作用（即问题行为的功能）。

67 孤独症儿童为什么会有问题行为？

孤独症儿童表现出问题行为，实际上是在用这种方式表达他们的愿望和感受。因此，面对问题行为时，他们身边的人首先要有判断和理解的能力，才谈得上疏导和处理的方法。国内外专家根据孤独症儿童常见的问题行为及障碍特点，将问题行为的功能归纳为4种情况：

（1）逃避/回避。孤独症儿童表现出某种行为，是为了回避做一件他（她）感到不愉快的或感到困难的事情，或是为了从一个他（她）感到不愉快或感到困难的环境中逃脱出去。

（2）引起别人的注意。由于缺乏沟通的能力和技巧，孤独症儿童会使用问题行为引起教师、家长或其他人的注意。这种引起注意的行为常包括发脾气、攻击性和自伤性行为、怪异的词语及自我刺激的行为。

（3）自我满足。自我满足行为是孤独症儿童由于其内在的需求而发生的一种自我强化，也带有明显的自我刺激特点。研究认为孤独症儿童的自我刺激有两种情况：一种是感觉不敏感儿童为了增加感官的刺激；另一种是感觉过度敏感儿童为了减少感官的刺激。

（4）感觉强迫。这类行为的出现往往是因为孤独症儿童感觉上存在异常，致使他（她）不得不做出某些举动，其特点是固执和有顺序。

孤独症儿童无法通过正常交往行为向别人表达自己的感受，如果不经过针对性的训练，也无法具备适当的行为能力。在遭遇到孤独症儿童的问题行为时，首先要观察、分析该行为的原因和作用，以此为基础的矫正才可能有效。

68 孩子喜欢明知故问怎么办？

明知故问明显是一个行为，如果我们定义它为不适当的行为，我们就要用 ABC 进行分析：

（1）如果是孩子知道的他（她）还问，家长就不理他（她），不再回应。

（2）如果问题是他（她）不知道的，家长就要回应他（她）。

（3）家长平时注意观察，孩子在问你，想想他（她）是不是想跟你谈什么。如果你能察觉到他（她）要跟你谈的是什么，那么引导他（她）去关注他（她）想跟你谈的话题。

（4）有时候孩子可能想跟你聊些东西，但他（她）不知道怎么跟你沟通和交谈，所以他（她）就总用他（她）会的东西去问你，这些都是要引起家长注意的。

69 孩子喜欢抢东西、打人怎么办？

下面通过一段与家长的对话，学习如何看待喜欢抢东西、打人或有类似行为的孩子。

老师:"孩子抢东西打人,首先要通过观察知道孩子为什么抢东西,为什么要打人。抢东西、打人都是孩子的一种表达方式,它在传递信息给我们。虽然当时的行为表现是不正确的。我们除了告诉孩子什么是不正确的,更重要的是帮助他(她)知道应该怎么做是正确的。隔离只是告诉孩子这样是不被允许的,是得不到想要的东西的。帮助孩子建立良好行为才是关键。"

家长:"好的,主要是抢玩具,因为教他交换,别人不给他换时,他也生气。所以他也不喜欢交换,多数孩子都不爱交换。"

老师:"抢玩具后就能得到玩具吗?如果每次能得到,孩子以后就认为抢玩具是有效的方法。"

家长:"没有,不让他得到,他就生气,然后打人。"

老师:"那就更不能给他抢的玩具。"

家长:"是的,一直都没给。所以我想是不是有必要隔离了。"

老师:"他就生气,这是可以的。他现在比较小,大人可以站起来在旁边忙别的,让他发泄情绪,但不给他机会伤害别人。让他有空间冷静,平复情绪,但不允许他打别人。"

家长:"好的,我们再试试。"

老师:"看见孩子要伸手打人,可以提前预防,避免被打到。关键是平时教孩子跟家人分享食物、玩具等。"

家长:"好的,这个倒没练过。"

老师:"这是重要的。"

家长:"好的,让他知道分享是快乐的。"

老师:"教他先和家人轮流玩、合作、等待。"

家长:"好的,这个还不会。"

老师:"能学会,要引导。"

70　为了引起孩子的注意，需要总叫孩子名字吗？

孤独症儿童有一个行为特点常常表现为"听而不闻，视而不见"，家长们因此很着急，为了让孩子注意人和物，总不停地喊孩子名字，目的是吸引孩子注意，殊不知这样做不仅效果不好，而且给孩子强化出叫到名字就注意、不叫名字就跟自己无关的习惯，久而久之会加重孩子对环境中的人和物更加不注意。正确的做法是：

第一，适当喊孩子的名字，让孩子主动看向人很重要。

第二，在日常教学活动中，自然地把东西呈现在孩子的眼前，当孩子主动注意时，强化孩子。

第三，生活中孩子主动看了，明确自己的需要，家长要积极奖励孩子。

以上都是很好的练习孩子注意的方法。

71　孩子见了超市就要进，怎么办？

我们都知道超市就是愉快的象征，因为逛超市能够获得自己想要的东西，包括实实在在的吃的、喝的、玩的等。作为成人我们能够随机应变，同时在大脑里处理很多信息（如：我们需要买东西就去，不需要买东西就不去；有钱买东西就去逛，没钱买东西就不去逛。我们的选择不是一成不变的），而对于一个孤独症孩子，他记住的就是，每次看见超市就要进去（以前进去的体验是拿到自己想要的东西），如果不让进去就大发脾气，结果还是进去了，不仅进去了，每次要什么随便拿。我们用行为 ABC 来解释这个行为（表 7）：

表7 行为分析

前因（A）	行为（B）	结果（C）
看到超市（以前经验马上浮现在大脑里，有自己想要的）	孩子往超市跑	孩子进入超市拿到自己想要的糖果
孩子看到超市	孩子往超市跑	家长拉住没有去，孩子哭闹着被拉回家

多次重复，最终结果塑造了孩子看见超市就一定进去，而且每次都能拿到自己想要的东西。

看见超市不让孩子进去孩子就发脾气，这个很正常，我们正确的做法就是帮助孩子理解见到超市有时可以进去、有时不可以进去，进去可以买东西，也可以不买东西，关键看我们的目标是什么。

孩子的经验是去超市，每次的经验是必须进去，一定会拿到自己想要的东西，所以看见超市一定去，去了一定有东西买。是不是一个正增强？他为什么不去呢？

72 孩子一变换路线，就大哭大闹怎么办？

孤独症儿童有两个障碍特点，除本质性的社会交往障碍，还有另一个障碍特点是行为固着、兴趣狭窄。有时他们会固着于某个细节，如按固定方式摆放东西、走固定的路线、吃固定不变的食物等，这让他们非常有安全感，这种固定不变的方式被反复增强会带来快感。因为当他们追求相同时，他们会觉得安全和有自信心。随着年龄的增长，他们需要接受不同环境、不同人，做不同的事，这就需要不断增强他们的社会适应力，所以我们需要通过专业支持协助他们去适应环境的变化。

从行为分析的角度讲，孩子需要提升泛化能力，如今天走 A 路线到超市，明天我们就要有意识地变换为 B 路线到超市，如果一开始有变化孩子就大哭，我们有几种方式去做：

第一种要改变结果（C），要做的是温柔地坚持忽视他哭的过程，改变协助他走了 B 路线到了超市后，我们就要立即奖励他喜欢的东西（如以前只是到超市逛，今天配合改变路线到超市可以额外奖励他——买一样他喜欢的东西）。

第二种方式就是转移注意力，可以在变化路线的同时，吸引他做别的他喜欢的事（如听音乐、吃好吃的、手里拿着自己喜欢的玩具等）降低对改变路线大哭的强度和时间，多练习几次，孩子就会适应和接受。

73 “孩子不能接受挫败怎么办？”

这个问题在高功能孤独症儿童中更常见，每个孩子产生挫败的原因都不一样，大致分为以下几种：

第一，经常给孩子好的结果，即使孩子做错了也不敢有任何否定的结果。例如，孩子一旦做事不成功，开始发脾气耍赖的时候，就让孩子重新做一次，而且必须让其每次都做对。没有直接告诉孩子做错了没有关系就结束了。

第二，经常给孩子做的事情不是其能力范围内的事情，让孩子常常出现畏难情绪，久而久之孩子为逃避这种不愉快的情境或者想快速结束不想做的事情，会遇到挫败就发脾气，不能饶过自己。例如，孩子握笔很困难，家长拔苗助长要求孩子写字，而且写很多，这样日积月累之下孩子体验的都是痛苦和失败。

第三，经常让孩子参与比赛，不断强调输赢，特别是输的结果意味着得不到自己想要的东西。例如：比赛结束，如果孩子输了就没有……，这种结果一遍一遍告诉孩子"你是一个失败者"。

所以我们对待任何事情都要有个适当限度，不能过度强化，否则这种情况会阻碍孩子与他人的交往，造成更多困扰。

74 别人都说我家孩子就是欠揍，我真的要打他吗？

"行为学"上是这样定义惩罚的，一个具体的行为发生了，这个行为之后立刻跟随着一个结果，使得这个行为将来不太可能发生（行为被弱化了）。惩罚在消除孩子行为方面非常"有效"，但同时它的副作用也非常明显。训斥和打骂等一些体罚手段，会一时减少不良行为，但过段时间，这些行为往往会复发；也许惩罚会短期内抑制问题行为发生，但在惩罚之后孩子只知道不能做什么，却往往不知道应该做什么；孩子受到的惩罚越多，不好的生活体验就越多，结果他们可能会越来越不信任身边的人和所生活的环境，进而破坏亲子关系；很多孩子往往会模仿大人，把惩罚当成是唯一解决问题的方式，也就是我们经常说的——"现在你打他，将来他也会打你"。

当孩子出现了"问题行为"时，我们有很多的处理方法同样有效且无副作用，比如：ABC 行为记录、行为分析、负强化、区别强化以及 TEACCH。

75 "孩子睡得晚起得晚，经常半夜起来在房间里溜达不睡怎么办？"

　　许多孤独症孩子有不同寻常的睡眠习惯。诸如，睡得晚起得晚或半夜里起来在房间里来回溜达，家长在夜里经常因为孩子的一个响动而半宿不能入睡。这样的睡眠习惯只能使家长感到筋疲力尽和沮丧不堪，有的人只要一听到"睡觉"这个词就会产生焦虑。

　　有几种不同的策略帮助家长解决这个难题。首先，你要确定什么时间是最合适的睡觉时间，然后严格地按照这个时间去做。当你坚持要求孩子在这个时间睡觉时，他（她）可能会尖叫、哭闹或在床上折腾，但你要坚信，即使这样也比让孩子来决定他（她）什么时间睡觉更容易。如果你妥协了，孩子就学会了用哭闹、尖叫等方式来达到他（她）自己的目的。

　　在坚持让孩子按照你设定的时间睡觉时，你可以强迫孩子躺在床上，却无法强迫他（她）入睡。因此，你的目的只是帮助孩子学会在整个夜间安静地躺在床上。如果他（她）半夜要起来，你就在他（她）的床边放置一些玩具，或者在他（她）通往房间的路上设置一些安全的障碍，如碰到什么就可以发出让他（她）不舒服的声音。总之，让孩子学会在夜间睡觉不仅可以帮助你的家庭生活规律健康，还可以避免孩子夜里在房间里溜达时，可能会因误食了洗涤剂、打开炉火等制造危险的情境。

　　除了在晚上采取一些措施外，对于喜欢在夜里起来溜达的孩子，你要制订一个白天的应对计划，基本原则就是白天的时候不要让孩子因为他（她）的"夜游"而得到照顾。例如，你可能会因为觉得他（她）晚上没有睡好而放弃白天给他（她）上课。尽管他（她）在头天晚上睡得再少，也要坚持进行白天的活动，并且告诉学校的老师，让他（她）坚持参加学校的各项活动。

76 在矫正孩子的行为时有哪些基本原则？

孤独症孩子对训练技术的反应经常是超乎常规的，因此，不管采用哪种矫正方法，或是正在矫正哪一个行为，记住以下的建议会对你有帮助。

（1）问自己"如果不是这个，那我希望的行为是什么？"

与其整天琢磨着怎样让孩子的一个问题行为消失掉，更好的思维方式是考虑一下如何帮助孩子学会另外一个可以替代的、同时又让你感到可以接受的行为，这个原则就是"正性行为支持法"。例如：你的孩子总是用打你的方式引起你的注意，矫正他（她）的这个行为的最好方式是，同时安排出专门的时间训练孩子学习用其他适当的方式来达到同一目的。如说"妈妈，看"，或出示"帮帮我"的图片动作，或轻轻地拍一下你的肩膀，等等。

如果你在矫正孩子的一个问题行为时，没有同时教会他（她）一种可以替代的适当行为，他（她）的这个问题行为可能会消除，但取而代之的则是一个新的不适当行为，因为孩子总归需要一种方式来表达自己。就上面的例子来讲，你采用行为削减的方法成功地让孩子停止了"打你"的行为，但由于他（她）不知道需要引起你注意的时候应该怎样做，所以他（她）以后又会用尖叫的方式获取你的注意力。只有同时训练孩子掌握各种适当的行为方式，你才不会陷在一个不停矫正各种问题行为的怪圈中。

（2）不要主观地以为你的孩子感到他（她）被惩罚了

让家长时常感到无奈和不解的一点，就是那些传统的被我们认为是有惩罚作用的方式对于孤独症孩子来说没有什么惩罚性。例如，很多孤独症的孩子并不愿意被带到他（她）自己的房间里独自待着，但他（她）又经常情愿独处一方。因此，一种经常发生的情况是，在对发脾气的孤独症孩子采用隔离法时，对其他孩子会很快起到消除发脾气行为的作用，但也有不少孤独症孩子的发脾气行为反而会有所增加。因此，很多家长不经意间在自以为是惩罚孩子的时候实际上对他（她）给予了奖励。

唯一可以帮助你识别所采用的矫正策略是否有效的途径是：观察孩子的行为在你采用了这种方法后是否出现减弱或消失的趋势，如果是，那这种方法对你的孩子有惩罚的作用；如果他的行为发生率反而在增加，你就要反思自己正在使用的方法可能恰恰鼓励了他，赶快考虑换一种其他方式。例如：你的孩子总是撕纸，你采用的方法是每当他（她）撕纸就会得不到小点心。如果孩子撕纸的行为在逐渐地减少，说明失去吃点心的机会对他（她）有惩罚的作用。但如果他（她）还是像以前一样撕纸，甚至还撕得更厉害了，则表明，由于不知道的原因，不吃点心并不让他（她）感到难受，甚至还很有意思。

如果你采用的方法失败了，也不要因此放弃，到专业人员那里咨询，或再看行为矫正方法的列表，以获得新的点子。

（3）尽最大可能忽视它

当行为还没有达到对他（她）自己和他人造成危险的程度时，最好的应对方式就是做出一副只当是没有发生的姿态。孤独症孩子常常做出些怪异的举止以获得大人的注意，因此忽视他（她）的举动会比因为你的关注而在无意中给予了他（她）鼓励要有效得多。在忽视的同时，你也在等待他（她）出现相对适当些的行为，一旦这种行为出现，立刻并热烈地给予夸奖和奖励。通过这种交往，你的孩子就学到了一个规律："我表现得好，妈妈才理我；表现得不好，妈妈就不会理我了。"

（4）审视一下自己的行为

因为孩子都是通过有意和无意的模仿来学习社会行为的，因此作为孩子身边的人，你自己的示范作用不能忽视，经常审视自己的行为表现是十分重要的。检查一下，你是不是也做出过不希望孩子有的举动？想想这样的场景，家长大叫着对孩子说："不要再叫了！"或一边打孩子一边责备："谁让你打人的？！"这样矛盾的情景对孤独症孩子来说是最容易混乱的。所以，无论采用什么行为矫正的方法，首先要确定的是，在操作的过程中你没有无意之中给孩子做了不好的示范。

第五章

语言与沟通

77 "要强迫孩子学习语言（说话）吗？"

经常会有家长问这样的问题：

"老师，我的孩子只跟我说话却不和其他人说话？"

"老师，我的孩子说得很好，为什么我一让他跟我说话，他却一句不说呢？"

针对第一种情况，怎样让孩子与其他人也能很好地说话呢？首先我们应多带孩子到人多的场合，让孩子与身边的一些熟悉的人接触。然后从一些简单的内容入手，让孩子跟着别人去说，慢慢地过渡到跟着别人主动去说。即使你的孩子说得很好，建议大家还是让孩子从仿说开始，从仿说简单的词组开始，慢慢地过渡到句子。

针对第二种情况，家长首先做的就是保持住好的情绪，不要对孩子乱发脾气。可以从孩子掌握的一些简单内容入手去锻炼孩子的能力。刚开始可以选择一些模仿内容、理解内容或学习上的内容，不要一开始就盯着语言，在做以上内容时要对孩子给予奖励。选择他（她）最喜欢的东西，内容上由短到长，慢慢地在孩子具有了一定的跟随能力之后，再过渡到语言，由单字到词组再到句子。在这个过程中，如果孩子跟你仿说了什么或是模仿了什么，一定要夸奖孩子，对孩子说："看你多棒，跟妈妈说了！"切记不要在孩子不说的时候逼着孩子说，如果你要求的语言过长，难度过大，会造成孩子越来越回避说话。

78 什么是功能性的沟通？

管理一个行为时，我们不仅要知其然（发生了什么），更重要的是要知其所以然（为什么会发生），因为，如果确定了一个孩子的举动是为了吸引别人的注意，我们就可以从这一点下手，训练孩子学习其他有着同样效果的沟通方式，既引起别人的注意，还不用自伤或攻击他人。

功能性沟通训练（functional communication training, FCT），从确定行为的原因入手，通过训练孩子使用替代行为来达到同样的沟通目的。FCT 最初的研究证明，孩子做出攻击性或自伤性行为有两种直接的原因：

（1）有些孩子在遇到难题的时候会表现出这种行为，他们的问题行为是表达需要帮助的方式；

（2）另外一些孩子则在没有受到老师的注意时发脾气，而无论课题是简单还是困难，他们用问题行为的方式获得老师的关注和鼓励。

研究者还做了相反的研究：如果孩子的训练内容不切合他们的行为功能（动机），结果是行为的改善不明显。

（1）对第一种孩子（需要帮助），可以训练他们学会简单规范的求助方式，对他们每次使用规范方式求助时，立刻提供帮助。研究表明学会了规范沟通方式的孩子的问题行为有明显的改善。

（2）对另一种孩子，教孩子学习表达："我做得怎么样？"每当孩子说出这句话时，老师就立刻给予关注和表扬，这样训练的结果是引人瞩目的，孩子的行为得到了很大的改善。

因此，如果我们想为孩子的问题行为寻找一个替代的沟通方式，就必须清楚地了解孩子的行为功能（动机），以确保新的沟通形式能够满足孩子的需求。

79 语言刺激是越多越好吗？

孤独症儿童接受语言刺激时，会受到很多比如嘈杂的环境、环境中的声音、人、色彩以及整合信息能力等因素影响，所以给孩子语言刺激不是越多越好，而应根据孩子的学习特点、语言理解能力给予适当的语言刺激，关注孩子是否接收，接收后如何整合、输出信息。过度的刺激对于一些孩子来说不仅没有接收到语言刺激，很可能成为噪声让他们坐立不安，适得其反。

80 所有的孩子学习语言都要从口型模仿开始吗？

不是不会说话的孩子都要从口型模仿学习开始，但每一个不会说话的孩子先教会他们愿意关注和跟随我们学习是很重要的！试想一个孩子不听、不看、不反应，别说教孩子学口型、学说话，就连我们拿着他（她）喜欢的东西靠近他（她），他（她）都会逃开，教他（她）学口型、学说话就更困难了。虽然不会说话的孩子表现出来的都是没有口语表达，但原因可能千差万别，例如，有的孩子不说话是他（她）压根就不认为说话是必须的！有的孩子不说话是因为他（她）不知道该说什么！有的孩子不说话是因为他（她）不懂得要说什么、怎么说！对于不会说话的孩子，有的需要从教孩子与人建立关系开始，他（她）放松并喜欢和你一起互动，他（她）就不会有戒备，自然就开口说话了；有的孩子如果你常常让他（她）知道说话很简单，一说就有用，他（她）自然也就说了；有的孩子很想说话，却不知道该说什么，那就让他（她）理解我们说什么，他（她）需要说什么，说话就变得简单了。

81 怎么教孩子正确使用人称代词？

人称代词包括你、我、他以及你的、我的、他的。在日常交往中，我们发现孤独症孩子不理解也不能恰当准确使用人称代词，这是由于社交沟通障碍导致的。普通幼儿在 3 岁之前表达自己时，使用"宝宝"来表达，随着年龄增长自我意识提升，他们开始把宝宝换成"我"来表达，把对方用对方的名字表达，开始使用人称代词时他们也会出错，如：把"我想吃"说成"你想吃"，但家长纠正一两次他们就很快正确使用了。孤独症孩子自我意识较弱，他们不会与人交往，很少关注他人，包括很少维持与他人的互动、理解说话人和听话人之间的关系。所以在很长一段时间里，他们很难甚至无法理解和使用人称代词进行表达与沟通。

如何教他们正确使用人称代词呢？通常我们与别人沟通时，会充当发起沟通者（表达者）和沟通对象（接受者），当发起沟通者是自己的时候就用"我"，沟通对象（接受者）就变成"你"，如果有第三人在场，通常就是"他"。而当沟通人之间随机转换，发起沟通时，对方就是你或者他。

教孤独症孩子使用人称代词时，首先评估他（她）对人的称呼、所属人物品、人称代词理解运用的情况，然后从教学目标上分阶段、分步骤来教。

第一步：评估孩子是否理解周围熟悉的人的称呼，如指出爸爸、妈妈等。

第二步：孩子是否理解所属人，如爸爸的、妈妈的。

第三步：人称代词"我""我的"使用。从两个人开始练习，让孩子作为表达者进行"我""我的"使用，如我是、我有……、我喜欢……、这是我的；再让对方作为表达者进行"我""我的"使用，让孩子作为接受者去倾听理解。

第四步：人称代词"你""你的"使用。还是两个人进行沟通练习。让孩子作为表达者对对方说：你是……、你喜欢……、这是你的……。再让孩子变成接受者，等待对方的表达：你是……、你喜欢……、这是你的……。

第五步：人称代词"他""他的"使用。增加第三个人"他"，在三个人中练习。首先充当表达者的人就是我，主要接受者是谁，这就是你，你的；另一个人就是他、他的。随机转换三个人充当不同发起沟通者和接受者进行练习。

根据不同理解程度的孩子，目标分解还可以再细一些，并在与人的互动中进行练习，大量泛化性使用人称代词去交流。

最后要有很长时间进行泛化学习，多给孩子在日常交往中设计交往活动，使他（她）更多地参与正常交往中使用人称代词的情景。

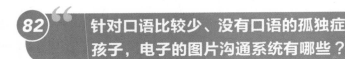

82 针对口语比较少、没有口语的孤独症孩子，电子的图片沟通系统有哪些？

针对口语少的孤独症孩子，通过评估他（她）的沟通能力，我们会给他（她）运用一些沟通辅具来帮助和支持他（她）学习与人沟通，从而减少他（她）因沟通不畅导致的情绪和行为问题（有研究表明 30% 的情绪问题来源于沟通不畅因素）。目前沟通辅具包括电子产品和非电子产品，电子沟通辅具很多，推荐几款免费使用的：静待花开（孤独症儿童家长研发）、小雨滴、card talk 等。非电子的沟通辅具中最具代表性的就是图片交流体系（PECS），尝试给孩子沟通媒介，帮助他们进行沟通最重要。

83 "对于孤独症儿童来说发音、说话、沟通哪个重要？"

大家都知道孤独症儿童的主要障碍之一是本质性的社会交往障碍，他们尽管 3~4 岁还不会说话，甚至不会发音，但他们缺乏的是与他人的沟通能力。无论是口语还是非口语沟通对他们来说都是困难的，都需要我们认真评估后，找出孩子不说话的主要原因，并制定重要的干预计划，一步一步诱导孩子学习听理解，再激发孩子沟通动机，提高孩子主动沟通能力。然而很多家长因为孩子不说话非常着急，总想让孩子赶快说话，于是拼命找老师花时间去教孩子发音、说话，更有甚者把孩子不会说话归结于口肌问题，抠孩子嘴巴教孩子发音，导致孩子的情绪问题增加，让孩子对与人交往产生了恐惧、紧张的心理。虽然孩子慢慢也学会了说话，但始终不会沟通。有很多孩子即使会说话，却始终处于鹦鹉学舌、答非所问、自言自语的状态，没有任何有效的主动性沟通。

84 " 如何训练孩子的主动表达？

第一，用不同方式向孩子提问，先训练孩子对问题作出回答。

例如：家长拿着饼干问孩子"要什么"，有应答能力的孩子会回答"饼干"，家长及时把饼干给孩子。固定一种提问方式孩子能够回答后，再泛化其他提问方式。有了主动应答能力就可以教授主动表达了。

第二，当孩子看到想要的东西时，能够主动表达需求。

例如：在孩子看到饼干想要或者去拿时，家长用接话的方式，"我要……"，等待孩子接话"饼干"（如果孩子不会接，及时语言辅助孩子说饼干），一旦孩子说了饼干，马上把饼干奖励给孩子。逐渐消退家长的辅助方式，直到孩子看到想要的饼干主动说"要饼干或者我要饼干"，并逐渐扩展孩子更多的主动表达内容。

第三，当孩子看不到想要的东西时，能够主动表达需要。

例如：开始时，我们会让孩子看到自己想要的饼干，并快速把饼干放进密封的盒子里，等待孩子主动说"我要饼干"，大量练习后，逐渐消退成人的辅助，孩子就开始学会主动表达出自己需要的东西了。

第四，教会孩子使用"不、不要"表达拒绝也很重要。

当孩子能够主动表达出自己想要的东西时，教会孩子使用"不"表达拒绝也是很重要的。例如：当我们给孩子不喜欢的东西时，孩子能用"不"表达，会降低孩子出现情绪问题的概率。

85 “语言训练的误区有哪些？”

　　语言障碍是孤独症的一项非常重要的诊断标准，也是多数家长发现孩子存在障碍的一个主要表现。当许多家长找到我们的时候，都会这样说："我的孩子就是不会跟别人交流""他的问题就是不说话""我就是想来看看你们怎么教语言的"。即使在了解了孤独症是一个全面发育障碍的事实之后，家长仍旧会把语言训练看得比任何其他训练都重要，甚至不考虑孩子是否具备了进行语言训练的基础条件。

　　以下是家长在面对孩子语言问题时容易产生的一些误区：

（1）忽视语言的工具作用

　　语言是我们日常生活中一个非常重要的交往工具。它能够很好地帮助我们了解别人的意愿，也可以让别人更好地理解我们。但不管多么重要，语言只是一件为我们所用的工具，如果我们没有要和别人沟通的意愿，可能根本就不需要语言。相反，当有强烈的沟通需求时，即使语言不通，我们也可以寻找到各种方式进行"交谈"，想一想身边聋哑人是怎么表达的，我们是怎样与外国来的朋友解释一件说不明白的事情的。我们都看重口语表达，因为它使我们的沟通交流更便捷、顺畅，但对于孤独症儿童来说，语言却是一种最难掌握的工具。

　　怎样帮助孤独症孩子使用语言呢？首先，要培养交往愿望，不管孩子用什么样的方式表达，都应给予相应的回应与奖励。让孩子体验到与人交往是愉快和必要的。其次，帮助他们理解语言的功能，理解在什么时候什么场合说什么样的话是适当的。一位家长交了一份这样的作业："语言表达——我要上厕所。一晚上练习50次，正确完成40次。"看到这份作业就会知道这位家长只是让孩子在不需要去厕所的情况下，机械地重复了一句话（一个晚上怎么可能上50次厕所呢），其实孩子根本就不知道自己说的是什么。即使孩子会说这句话了，也不能使这句话具有功能性。当孩子真的需要上厕所的时候是不知道要说这句话的。

（2）过分强调单音的音准

语言的发展阶梯是从单音开始到词语，进而是更加复杂的句子，这是一个必然的过程。但这并不意味着所有的单音发音标准才能开始词语或语句的学习。许多家长将大量的时间用在练习孩子有困难的几个单音上而不去关注和巩固孩子已经能发出的音，结果可能会出现"新的音没练会，以前会的也不说了"的情况。有一些家长在给孩子选择要练习的单音时，根本不考虑为什么要练习这个音，这个音与哪些词语有关，这些词语又和哪些表达有关。我们曾问一位正在给孩子练习"乌鸦"一词的家长："为什么要选择这个词？"家长答："我想诱发孩子发'W'的音。"实际上为了达到相同的目的，练习"我"要比"乌鸦"更有实际意义。

还有一些家长练习单音的目的是觉得孩子的发音不标准。在我们身边其实有许多人都不能说标准的普通话，我们为什么要难为孩子们呢？语言清楚的标准应该是："他的身边大多数人能够听懂。"

（3）只注重训练的结果

在对孤独症孩子进行的所有训练中，语言训练是唯一一个不能通过外部的辅助来完成的训练项目。需要孩子通过不断的练习来寻找发音的感觉和发音的位置。这件对于我们很自然的事情，对于孤独症孩子来说却是相当复杂的，需要调动身体的许多器官来共同完成一个发音动作。因此语言训练可以说是一件艰难枯燥的劳动。孩子很容易在训练的过程中感受到挫折，进而对语言产生畏惧。我们需要为孩子创造一个轻松愉快的学习环境，使用塑造的方法不断强化孩子的近似反应，鼓励孩子发出更多、更准确的音。而有一些家长在训练语言时更多采用的是"逼"的办法，不说出来就不行，根本不考虑孩子此时的情绪和目标设置的难度，最终导致孩子只要看到图片或是感觉到你对他（她）有发音的要求，就开始紧张，甚至发脾气。在这种情况下怎么能帮助孩子进行语言的练习呢？有时强迫孩子可以在短时间内达到有限的效果，但对以后的训练带来的影响却是深远的。语言训练绝不仅仅是会发出一个音，更重要的是帮助孩子体会到使用语言的作用和因此带来的乐趣。

想更好地帮助孩子表达，除了口语的训练外，还可以帮助孩子使用更多的其他表达方式，在这个过程中，重要的是帮助孩子掌握与他人交往的方法与技巧，语言不是唯一的沟通交流的工具。

86 孩子会模仿，但是发音很困难，有什么方法让孩子发音？

孩子所有有意义和无意义的发音都应该去增强，哪怕是孩子在玩耍过程中无意义发出的声音，虽然不构成语言，但是非常重要。我们作为指导者，应该要多鼓励孩子发出每一个声音，这样才能提高孩子发出声音的频率，从而达到期望的程度。

家长们一般都知道发音和模仿能力的关系。如果想教孩子发音的话需要确定两点：①孩子的发音器官没有器质性的损伤，他（她）有发音的前备条件；②他（她）能跟随指令模仿相关的动作，也就是说孩子具备了学习发音的前备配合能力。

虽然孩子会模仿了，但是我们还需要知道孩子具备了什么水平的模仿能力。如果孩子要模仿说话，一般是遵循这样的发展规律：模仿使用物品的动作→模仿粗大动作→模仿精细动作→模仿嘴部动作→模仿发音。

87 "孩子3岁了不会说话、不听指令，怎么办？"

要想解决孩子3岁了不会说话的问题，首先需要了解家长是否带孩子去专业的医院做过诊断？诊断的结果是什么？是语言发育迟缓，还是孤独症谱系障碍？

如果诊断是单纯的语言发育迟缓，建议寻求专业的语言训练师的帮助。

如果诊断是孤独症谱系障碍，那么家长需要了解孤独症谱系障碍的本质是社会交往障碍，问题的关键不是孩子不会说话，而是他（她）不会使用社交工具与他人进行有效的沟通。

对于3岁的孩子还不会说话，我们需要进行专业的评估，评估的结果会明确孩子的语言发展水平。因为考虑孩子年龄较小，他（她）的能力发展也会有所增加，同时在生活中多给一些口语的刺激，只有刺激量足够了，才有可能诱发孩子说话。

在孩子学会使用口语与人进行有效的沟通之前，家长可以教会孩子使用非口语的方式表达需求、与人交流，例如：身体语言、图片交换交流系统、电子沟通辅具等。

对于孩子不听指令，要从两个方面去查找原因，是孩子听不懂还是听懂了不想去执行。

如果是前者，首先要考虑我们的目标设置是否符合孩子的现有能力，是不是目标设置太高，也就是指令过于复杂导致孩子没有理解，可以尝试适当降低一下目标，并及时辅助强化。

如果是后者，就是孩子的配合问题，可以从简单的指令（如"拍拍手"）开始，孩子如果做到了就马上强化，并告诉孩子是和妈妈一起做了，真棒。这主要是锻炼孩子的配合能力。

88 "孩子每天重复语言怎么办？"

首先我们知道孤独症儿童重复语言一般分为重复他人语言（"鹦鹉学舌"）或自己重复语言，我们试着分析孩子此行为的原因及功能：

第一，孩子的语言没有实际意义时，属于一种刻板行为。当孩子不断重复他人或自己的语言时，我们先不要着急制止他（她），不要去关注孩子重复语言这个行为。可以引导他（她）做出在当时的情境中更加适宜的行为，使用正确的方式与人沟通。如对方是孩子认识的人，我们可以教他正确的打招呼方式。

第二，为了得到肯定的回答，孩子可能会不断重复问："这是什么？"孩子想要得到明确的回答，我们可以先回答他的问题，接着转移注意力或者采用区别强化不相容行为，如孩子一直问"这是什么？"，我们可以找到孩子喜欢的东西（正向），替代孩子重复语言的行为。

第三，吸引注意力，寻求关注。当孩子为了吸引他人注意力而不断重复语言时，家长不可以关注此行为，我们要忽视孩子的这种行为，否则强化这种行为后，会适得其反。更重要的是：我们应教会孩子用正确的方式来获得他人的关注。例如：教会孩子说"妈妈，你陪我玩一会儿"。孩子在家长辅助下使用正确的方式获得他人的关注，或主动使用正确的方式获得他人的关注，我们一定要及时给予有效的强化。

第四，孩子重复语言是他（她）思维的外露。如果是这样的原因导致孩子出现重复语言的行为，建议忽视孩子的行为。重要的是提升孩子的整体能力，通过训练帮助孩子将外部言语转化成内部言语。

89 家长该怎么调整、引导孩子，让孩子自主说出需求？

有家长询问："孩子以前会主动说尿尿、拉臭，现在忽然不说了，看到他着急的样子，我就想提醒他'你想拉臭吗？你要不要蹲马桶？'他好像非要等我说出这句话，他才会去拉。我该怎么调整、引导孩子，让孩子自主说出来？"

（1）运用示范的方式，当观察到孩子有便意时，由一个家人（如爸爸）主动在孩子跟前示范，告诉家人（如妈妈，我要上厕所），然后让孩子去学习主动告知家人。

（2）当家长看到他有便意且很着急的时候问他："你要干什么？"不要提示他要拉臭，看他会不会主动说出他当时的感觉。

（3）当孩子很着急似乎要大便时，家长使用部分语言辅助，"我要拉……"，等孩子补充完整后，马上带着他去厕所。

孩子3岁了，有一些语言，怎么引导他与人交往？

在培养社交技能时有一对一的同伴很重要，可以另外找个孩子，开始可以是固定的同伴，时间长了也可以有别的小孩介入，但至少要保持有一个同伴。对于孩子而言，培养社交、互动技能不应有太多的人。在结构化环境中培养社交技能，可以选择非常愿意合作的同伴，适合做孤独症孩子的模仿对象，但一定是孤独症孩子喜欢的人或同伴，同伴也愿意做这样的角色；很多孤独症孩子喜欢玩"追"的游戏，玩球也很有帮助。

第六章

其他常见问题

91 怎么选择一个合适的目标？

1）目标行为的选择

"总而言之，你要做的第一件事是，找准将它分解成可以教学的单元。"——摘自《为"我"的书》

我们经常遇到的问题是，孩子要学的东西很多，从哪里下手呢？我们给孩子选定了一个目标行为，如"自己上厕所"，但训练了很久，他还是学不会。这里涉及如何为孩子选择目标行为。选择目标行为可以依据以下几个方面的原则：

（1）该行为是否是必须学的？

例如：对于一个上学/幼儿园的孩子，会自己上厕所是必须的。

（2）该行为是否足够简单？

如果你已经尝试训练了一段时间，孩子仍然不能自己完成上厕所的行为，就要反思"自己上厕所"这个目标目前还不适合你的孩子，换句话说，很可能对他（她）太复杂了。

（3）该行为是否还可以再分解？

2）目标行为的分解

如果你想成为一个成功的老师，你希望你的孩子是一个成功的学习者的话，为孩子选出些目标行为（target behavior）或者被称作"目标反应/正确反应"（target response）。将这些行为分解成若干个小单元/环节，每个单元都分开进行教学/训练。这样，孩子容易先学会简单一些的单元行为，然后将单元行为连接起来，就形成一个较大和复杂的行为线。

应用行为分析的最大特点是将人的行为分解成最细小的单元，

然后运用回合式操作教学法的技巧和塑造法将行为建立起来。所以初学者一定要注意锻炼自己对行为的分解能力。在对目标行为进行分解时，要遵循几个原则：

（1）分解后的单元行为是孩子容易达到的（"自己上厕所"太难，但"找到厕所"和"走进去"的训练就不那么难）；

（2）孩子因此容易成功并得到强化物；

（3）孩子的学习活动因为奖励的出现而快乐。

记住，没有强化物，孩子不会配合学习。一个良好的教学训练环境就体现在：分解后的单元行为难度是孩子能够学会并因此获得强化。行为得到强化就会继续出现。这就是说你要尽可能地简化课题，如果你给孩子的课题对他（她）太难，他（她）就得不到奖励，也就得不到学习。"切不可忘记的是，这不仅关系到孩子是否学到了新的东西，还关系到他们是否能快乐！"[1] 奖励激发快乐，"学习"必须与"快乐"的体验手拉手同时存在。

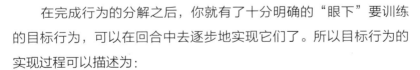

92 如何实现一个目标？

在完成行为的分解之后，你就有了十分明确的"眼下"要训练的目标行为，可以在回合中去逐步地实现它们了。所以目标行为的实现过程可以描述为：

（1）各个击破

具体的做法是：

- 对每个单元行为进行分别训练，如先训练"走进厕所"；

---

[1]　编译自伊瓦尔·洛瓦斯（Ivar Lovaas）的《为"我"的书》（*the Me Book*）。

- 使用统一的指令，如每次都发出"去厕所"（选择你认为孩子能够理解的指令）；

- 观察他（她）的反应能力，确定辅助和强化方案；

- 注意辅助的消失。

（2）循序渐进——塑造法的运用

以目标行为为标准并非说要求孩子一步达标。塑造法的意义就是对孩子近似于目标行为的反应进行强化（如他转向厕所门——向厕所走去——走进去），逐步将强化的标准推进到"更加近似"的水平。即你每次给予奖励的那个反应，与前一个相比，离目标行为又近了一点。

在建立与时间有关系的目标行为时，用塑造法会非常有效。例如："坐下""看着"等这些最基本的学习行为，往往是家长们最头疼的，误区常常就在于没有领悟到塑造法的"真谛"。我们总是希望孩子一下子就坐住半个小时，而忽视了对他们在椅子上坐了几分钟的强化和注意。

例如：用塑造法逐步地延长孩子坐在椅子上做课题的时间，如果你要求孩子能坐住 10 分钟，就可能要从 3 分钟甚至更少的时间开始强化，直至将孩子的行为塑造到 10 分钟

1 分钟　　　3 分钟　　　5 分钟　　　8 分钟　　　10 分钟

初学应用行为分析者运用好塑造法的关键，是锻炼自己进行步骤分析的能力。

在教孩子学习一个单元行为时，将他（她）的反应按照趋近目标行为的程度分解为不同的阶段，强调该反应对目标行为的趋近程度，这一原则的体现就是运用塑造法。

93 "怎么用连环法教会一个行为链?"

学习应用行为分析的人都知道回合式操作教学法的重要性。帮助孤独症儿童在接受到一个刺激后做出相应的反应是训练的基础。这中间包括指令、反应、强化、停顿和辅助 5 个要素,每个要素都有相应的原则和技巧。学习应用行为分析一定会从学习回合式操作教学法入手开始操作练习,也只有能够熟练操作回合的培训者,才能有效地对孤独症儿童进行教学指导。但是在实际的生活和教学中会遇到很多由多个反应组成的行为,这时很难用一个指令的回合来完成行为,如"洗手""穿衣服"等活动。这些行为是按照一定的顺序发生的,环环相扣组成了一个行为的链条,这时就需要使用应用行为分析中的连环法来进行操作了。

1)目标行为的分解

使用连环法的首要任务是:将一个行为链条分解成为一个个单一的单元行为。任何时候当我们需要教别人一个由两个以上步骤(单元行为)组成的复杂任务(目标行为)时,第一步就是要将任务中的所有步骤都分解出来,并将它们写下来。然后确定这些分解出来的单元行为在这个行为链中的顺序。

例如:"穿衣服"这个目标行为中包括的单元行为和顺序为:

(1)把要穿的衣服放在面前;

(2)抓住衣服的领子;

(3)将衣服披在身上;

(4)一只手抓住衣襟,另一只手伸进袖子;

(5)换相反的手,将另只手伸进袖子;

（6）系上纽扣；

（7）将衣服整理平整。

在分解目标行为和确定单元行为在行为链中的顺序时，可以通过观察别人是如何进行这个目标行为来获得帮助的，但最好的方式是自己亲自完成这个目标行为并记录下每个单元行为的顺序，这样可以获得更加准确的信息。

针对每个孩子能力的不同，在训练前还要对已经分解好的目标行为进行修正。如果某个单元行为对于孩子来说有困难，那么还要将这个单元行为继续进行分解，分解为更简单的几个子单元行为，对孩子的学习会很有帮助。相反，如果孩子有能力完成较大的组合，就可以将两个或两个以上的单元行为合并成一个单元行为。也就是说，针对一个目标行为进行分解时，需要分解为多少个单元行为是没有一个绝对标准的，唯一要关注的是分解出来的行为链是否适合孩子学习和操作。

2）后退连环法

当对目标行为进行了分解和排序之后，就要使用一些方法将这些单元行为一个个地串联起来了，后退连环法就是一种比较有效的方法。在应用后退连环法时，首先教会孩子行为链中的最后一个行为，这样孩子可以体验到什么是完成了这个行为，也更容易体验到完成目标行为的成就感。在训练孩子学习，独立完成最后一个单元行为时，之前的其他步骤要在辅助下完成。而且最后一个单元行为掌握了，就可以进行倒数第二个单元行为了，当行为链中的最后两个单元行为都可以独立完成之后，就再对前一个单元行为进行教学，以次类推，直到孩子学习到行为链中的第一个单元行为，这时他（她）就已经可以独立完成行为链中的所有行为了。

例如前面提到的穿衣服行为，使用后退连环法的教学顺序是：

（1）将衣服整理平整；

（2）系上纽扣；

（3）换相反的手，将另一只手伸进袖子；

（4）一只手抓住衣带，另一只手伸进袖子；

（5）将衣服披在身上；

（6）抓住衣服的领子；

（7）把要穿的衣服放在面前。

孩子从整理衣服开始学习，其他的步骤在辅助下完成。当孩子能完成这一步后，开始教孩子系纽扣，整理衣服的步骤独立完成，其他的步骤在辅助下完成。以此类推，直到孩子可以独立将要穿的衣服穿好为止。

教学的过程仍需要按照回合式操作教学法的操作原则来进行，辅助要逐步消失，且给予孩子适当的强化，最终帮助孩子学会目标行为，并能持续掌握。当"穿衣服"变成了一种自然的日常行为时，就不必要再给予赞扬了，这才是生活技能训练的最终目的。

3）前进连环法

前进连环法和后退连环法的相似之处是：每次只教授行为链中的一个步骤，然后将它们连接起来通过回合式操作教学法和塑造法进行训练。前进连环法与后退连环法的不同之处在于训练从行为链的哪一头开始。后退连环法是从最后一个步骤开始，即从行为链的末端向行为链的开端进行。前进连环法是从开端开始，向行为链的末端进行训练。在教孩子穿衣服时的顺序是：

（1）把要穿的衣服放在面前；

（2）抓住衣服的领子；

（3）将衣服披在身上；

（4）一只手抓住衣襟，另一只手伸进袖子；

（5）换相反的手，将另一只手伸进袖子；

（6）系上纽扣；

（7）将衣服整理平整。

除了教学的顺序不同之外，在应用后退连环法时由于是从最后一个步骤开始，孩子每次都能体会到完成了一个目标行为，并能在完成目标行为后得到自然的强化。而前进连环法是从第一步骤开始的，当孩子完成了一个步骤时，还没有完成整个目标行为，也无法得到目标行为完成时的自然强化，因此在使用前进连环法时，每一个步骤都需要特定的强化方案。

4）使用连环法教学的辅助方式

使用后退连环法和前进连环法对一个复杂的行为链进行教学是需要花费大量时间的，在整个教授过程中，一定会使用到各种辅助方法来使孩子尽快地做出正确反应，很多人会首先选择身体辅助，因为这种辅助方式最为直接，也最容易使孩子做出相应的反应，但是过多地使用身体辅助会造成孩子对辅助的依赖，使他们失去学习和思考的机会，也很容易有较强的强迫性，使得教学的过程像摆弄一个木偶，最终孩子只是机械地模仿了全部的过程，而非掌握了一项技能。

那么有没有可以用较短的时间让孩子更加独立地完成行为的好方法呢？文字或图片的视觉辅助就是将目标行为的每一个分解步骤用文字排列出一个完成目标的步骤清单，对于有阅读能力的孩子，可以按照清单指示逐步完成行为链中的每个环节，最终完成整个文字清单。任务分解必须清晰，包含了行为链中的所有文字描述，且文字描述准确，是孩子可以阅读和理解的。

对于还不能进行文字阅读的孩子来说，可以将行为链中的每个步骤绘制成图片或者拍成照片，孩子要按照图片来完成目标。图片上的图像对于要做的行为反应有明确的提示作用，要简单清楚。

无论是使用文字还是图片，都需要确定孩子已经能够接受这样的辅助方式了，并且一旦孩子学会使用这样的辅助方式，不需要将它们消失掉，且可以利用这种方式教会孩子更多的行为链。如果孩子还不能理解和接受文字或图片，那么必要的身体辅助还是要使用的，但要求训练者要及时地进行调整，并尽快撤去这种身体辅助，使孩子能够独立地做出适当的反应，最终独立完成整个目标行为。

94 "孩子需要上学吗？"

关于这个问题，家长们有几种观点：

第一种观点：无论孩子能力什么样，我必须让孩子上学，因为他（她）是孩子，不上学干什么去。

第二种观点：把孩子要不要上学归因为孩子能力弱上不了，去上学也是混日子，还不如自己在家教。

第三种观点：态度处于中立，上不上学无所谓，上不上学我都可以陪他（她）、教他（她）。

然而能否上学和能力无关，每个人都需要接受教育，他（她）到了该上学的年龄就该去上学，我们可以通过评估帮他（她）找到适合他（她）的教育环境去上学，目前还没有完美的适合每个孩子的教育，我们家长与学校、教师积极沟通，支持学校、老师，让孩子更好地接受教育，无论普通学校还是特殊学校，一个人一生需要经历家庭教育、学校教育和社会教育才能够得到不断进步与发展。

95 "特教学校一定那么可怕吗？"

《残疾人教育条例》（2017 修订版）第二章第十七条规定：

适龄残疾儿童、少年不能接受普通教育的，由县级人民政府教育行政部门统筹安排进入特殊教育学校接受义务教育。

公立特教学校的优势：

（1）中央财政和地方财政支持，可以减轻家庭财务负担。

（2）成熟的管理体系和职业教育体系，为孩子提供有专业保障的教育服务。

（3）如果孤独症人在日常学习生活中，需要大量的他人协助，特教学校的师资配比要明显优于普通学校。

96 "为什么我的孩子不会提问？"

我们通常认为，如果孩子总问问题说明孩子有探索能力，探索能力说明孩子开始有独立思考的能力。那如何发展孩子的提问能力呢？我们不仅需要给孩子创造提问的机会，也需要教孩子学习如何使用语言进行提问。

孤独症儿童主动发起沟通的能力弱，所以他们习惯自己解决问题，通常解决问题的方式是用行为动作或情绪，偶尔使用语言，很可能是用陈述而非提问的方式。

如何引导孩子提问呢？首先我们需要知道孩子的兴趣和爱好是什么，同时需要创设情境诱发孩子去提问。最重要的就是展示结果，他（她）问了能够获得什么。例如：一个孩子很喜欢汽车，我们会给他买各种好玩的汽车，诱发他去问关于汽车的问题，一旦他问了就能够获得他想要的汽车。

97　孩子能上幼儿园吗？

经常有家长问："孩子能够上幼儿园吗？"

我们会反问："为什么不能上？"

家长："我怕他能力不够，幼儿园不要？"

老师："什么能力不够？"

家长："主要是说话说不好、不听指令、不会玩。"

跟家长逐一对话中，我们会引导他们聚焦两个问题：

第一，上幼儿园是每个孩子必经的，因为已满 3 岁的孩子从身心发展的角度看，他们都需要与家长分离，走向社会化的环境中与他人、同伴交流学习，发展同伴关系，不断成长自己，提升沟通交往、思维语言能力。

第二，家长首先禁止把自己的孩子和普通孩子做区分，不是因为他们是孤独症孩子所以不能上幼儿园，是因为他们是儿童所以需要与同伴在一起，进入群体中学习。儿童就需要在不断发展的过程中进步成熟。

第三，如果担心孩子能力不够，我们不仅要借助特殊教育资源、机构训练资源，还需要与幼儿园及幼儿园老师积极沟通，得到他们的支持，帮助孩子进入幼儿园学习和生活。

98 孩子吃饭坐不住怎么办？

孤独症孩子吃饭的时候坐不住，不能安稳地坐在那里吃完一顿饭。很多家长在处理这种情况时采用的是追着喂孩子，将一餐饭变成几顿"小餐"吃完，而不是要求孩子吃一顿完整的正餐，要让孩子逐渐学会坐在餐桌旁吃完一顿饭，否则他（她）的生活会仅仅因为这一点就被局限在家里，随你到别人家里做客、去饭馆甚至是逢年过节的时候到奶奶家去吃顿饭，都会变得十分困难或不可能。

在一天当中拿出 20~30 分钟的时间训练孩子"坐好了做一件事情"是一种可行而有效的方案，例如，让他坐着吃完一块儿饼干、一个水果，或坐着玩会儿玩具。在开始的时候，只要孩子能够坐上几秒钟就可以给予奖励和夸奖，逐渐地在给予强化之前拉长坐着的时间。当孩子在训练时间里学会了"坐得住"之后，就可以在餐桌旁进行泛化练习了。

99 孩子偏食怎么办？

"吃饭"这件事可能会让很多孤独症孩子的家长感到沮丧和挫败，特别是孩子很挑食 / 偏食的家长，即使是那些不十分偏食的孩子，只吃某些固定的食物或有固定的口味也是很常见的现象。如果你的孩子只吃香蕉和薄饼，每到做饭的时候你就会感到头疼。大多数家长在这种情况下的做法是让孩子吃他（她）喜欢的东西，省得他（她）闹起来不吃更糟糕；殊不知这样做的结果只会使家长越来越为孩子的营养问题操心。

为了帮助孩子的膳食营养平衡，你应该在吃饭时逐渐地引入新的食物，开始的时候你在孩子的碗里只放上一小块肉，等到他（她）习惯了碗里有肉并开始吃肉以后，再逐渐增加食物的品种和数量。只要孩子吃了一口他（她）平时不吃的东西，就要热烈地夸奖他（她）。鼓励孩子什么都吃是一个复杂的过程，可以向营养专家请教食谱，从而确定你为孩子添加的下一种食物是什么。

100　"孩子在日常生活中不守规矩怎么办？" [①]

许多孤独症孩子的家长都对孩子的不守规矩感到头疼，他们对孩子的这种不寻常的举动不知道该如何对付。难点之一是因为大多数的育儿手册介绍的是建立在规范基础上的方法和策略，而直接拿它们用在孤独症孩子的身上时根本无效！更糟糕的是，家长还常常要出于礼貌地接受那些来自亲戚朋友甚至是陌生人的"好心"，但其实并不是他们所需要的劝告。

没有什么魔术般的公式可以保证你的孩子永远行为规范，但是家长们所获得的经验表明，ABA 在改变孤独症孩子行为方面是最有效的。这种方法的基本假设是所有的行为都是因为行为导致的结果所习得的。如果你的孩子喜欢他（她）的行为所引起的结果，他（她）就会继续地做；如果他（她）不喜欢行为的结果，他（她）就不再做了。因此，只要有系统地对好的行为进行奖励，同时对不好的行为进行惩罚，不良的行为就无法"被习得"并被良性的技能所取代。

---

① 　编译自《孤独症儿童家长指南》（*Children with Autism—A parent's Guide*），Hope 编译。

下面的技术和实例可以帮助你在日常生活中练习这种方法的原则，提高你对孩子行为管理的有效性。

（1）抓住孩子做对了什么——奖励很重要

一种很有效的策略是关注并奖励孩子的适当行为，大部分家长常常觉得他们要做的是"抓住孩子做错了什么"，而实际上他们应该做的是"抓住孩子做对了什么"。这个策略要求家长有高度的注意力，否则当孩子尖叫时要比他安静时更容易获得注意。一般的规则是：给予 10 句夸奖（如太棒了，你自己铺好了床！），一句"纠正型的责备"（如不许扔玩具！）。

关于孤独症的研究表明，家长要用特别的方式夸奖孩子，如说特别的言语，"穿上衣服，好极了"，要比一般的"好极了"更合适。这种特别的方式，可帮助你的孩子准确地理解他（她）被命令的行为。在奖励的时候配给些实际的东西如食物和玩具效果经常会很好，特别是在你训练孩子的早期，因为孤独症的孩子对于纯社会性的奖励不敏感，使用实用的奖励物对于增加孩子的动机很有帮助。

（2）早下手为强，预防为主，争取主动

当孩子出现问题行为表现时，你就要立即着手。在他（她）的问题行为出现时，你时常会觉得不知道该如何应付。例如，孩子在大超市里尖叫着发脾气，你会感到慌乱或无助，这是很自然的。然而，你可以设法做到在行为开始之前就阻止他（她）。家长经常没有意识到，他们其实可以事先计划并制定出一套预防的措施。而不是在行为发生的时候穷于应付。与问题已经发生相比，实施预防要容易些。以下是几个预防措施的策略，希望能有帮助。

- 改变环境——有许多可以通过改变环境来预防孩子出现问题行为的方法，例如：如果你的孩子撕墙上的画，就换成塑封的画或干脆在墙上画壁画；如果你的孩子总是把大便拉在裤子里，就为他（她）准备一次性的尿裤。

尽管这些主意听起来有些太一般，但你还是要花一些时间，审视周围的环境和每日生活的流程。你会发现我们忽视了一些很简单的解决办法。经常问自己："家具摆放上有没有问题？""常用的必需品是否很容易拿到？""哪些易碎物品是一场事故的诱因？"按照你认为有益的方式改变一下，再评估改变后事故的发生率是否下降了。如果是，就祝贺你自己成功地预防了一些可能发生的危机。

- 注意孩子的信号——所有的孩子在要发作之前都会发出细微的信号，即有线索可循。有些孤独症孩子发出抱怨似的呜呜声，因此会收紧身体的肌肉，有些会增加猛烈拍打或扇手的次数，而有些孩子会表现得特别安静。家长往往认为后果的出现、行为的恶化是不可避免的，并且将后果纳入他们的计划中："让我看看，如果她在 5 分钟后尖叫起来，而她发脾气一般半个小时会过去，我还来得及把饭做好。"

正确的做法是，在他（她）发作之前将他（她）的注意力转移开，给一些基本的、简单的指令，如"把书递给我"，如果孩子按照你的要求做了，就热情地夸奖他（她）；如果他（她）不听从你的指令，就面无表情地辅助他（她）去做。在孩子独立完成了 5~10 个指令的课题后，他（她）的行为恶化就不会出现了。总之，让他（她）忙于跟随指令，使"失控"成为不可能。仅通过发出简单的指令，你就可以消除炸药的雷管。

- 描述发生了什么——一个经常会引发孤独症孩子发作问题行为的因素是"困惑"。所以你要简明扼要地告诉孩子将要做什么。许多家长在一整天中不断地对孩子说下面要做的

125

事情，以帮助孩子理解，如"好了，我们现在要去食品店，就是奶奶家旁边的那个红色的商店，几分钟后我们就可以到那里了"。通过告诉孩子在接下来的时间里会发生什么，会减轻他（她）的焦虑感，从而减少了问题行为的发生。

- **设置清晰的结果**——家长们经常会说到，带孩子到公共场合去的时候，最难的是随时揪着一颗心，提防孩子可能会有的发作。这种提防可以说比孩子真正的发作更让人负重和疲惫。

为了有助于预防问题行为的出现，在带他（她）到一个可能会有些麻烦的场合之前，你可以尝试给孩子描述不良行为会产生什么结果。例如：孩子总是在超市里大喊大叫地要东西，在走进去之前告诉他（她）。如果他（她）能够轻声地说话，他（她）就能得到想要的东西；如果大喊大叫地要东西，他（她）就得不到想要的。讲话时随身携带一级强化物不失为一种好办法。这样在孩子又想喊叫时，你就可以指着强化物说："想想你应该怎么做？"或者用一张展示强化物的图片提醒他（她）。

这一类方法不一定对每个孩子在任何场合下都有效。因为每个孩子都是不一样的，没有万无一失的妙招。尽管预防策略并不总是有效，采用它们至少可以降低危机发生的频率，并且通过采取预防措施，而不是总在应对孩子的发作，可以明显地改善你的家庭生活气氛。应该记住的是，改变一种行为习惯比在发生之前去防止要困难得多。